中医骨伤学术流派

渊源与创新发展

苗德胜　吕发明　编著

王继先　主审

全国百佳图书出版单位
中国中医药出版社
·北　京·

图书在版编目（CIP）数据

中医骨伤学术流派渊源与创新发展 / 苗德胜，吕发明编著 . —
北京：中国中医药出版社，2022.12
ISBN 978-7-5132-7978-9

Ⅰ . ①中…　Ⅱ . ①苗…②吕…　Ⅲ . ①中医伤科学
Ⅳ . ① R274

中国版本图书馆 CIP 数据核字（2022）第 233299 号

中国中医药出版社出版
北京经济技术开发区科创十三街 31 号院二区 8 号楼
邮政编码　100176
传真　010-64405721
河北省武强县画业有限责任公司印刷
各地新华书店经销

开本 880×1230　1/32　印张 8.25　彩插 0.5　字数 180 千字
2022 年 12 月第 1 版　2022 年 12 月第 1 次印刷
书号　ISBN 978-7-5132-7978-9

定价　39.00 元
网址　www.cptcm.com

服务热线　010-64405510
购书热线　010-89535836
维权打假　010-64405753

微信服务号　zgzyycbs
微商城网址　https://kdt.im/LIdUGr
官方微博　http://e.weibo.com/cptcm
天猫旗舰店网址　https://zgzyycbs.tmall.com

如有印装质量问题请与本社出版部联系（010-64405510）

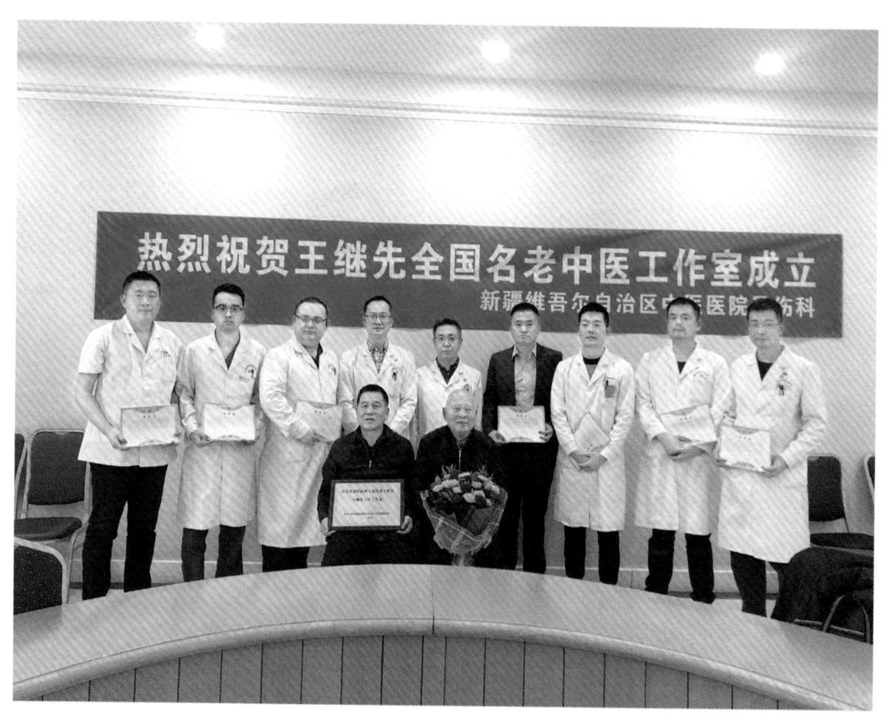

2019 年全国名老中医药专家传承工作室王继先主任工作室成立

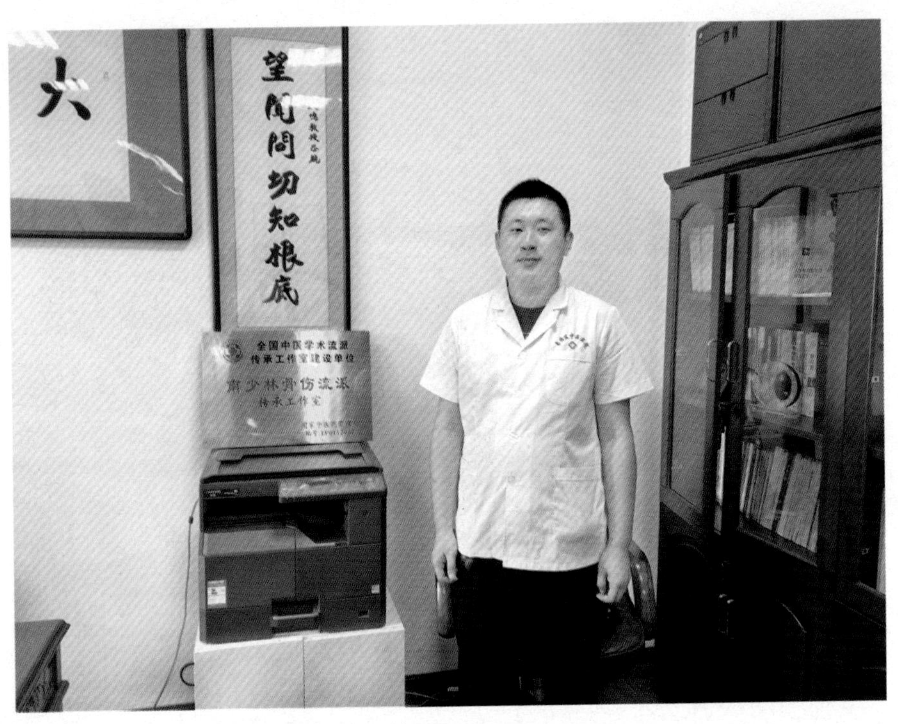

2019 年苗德胜在福建南少林骨伤流派传承工作室

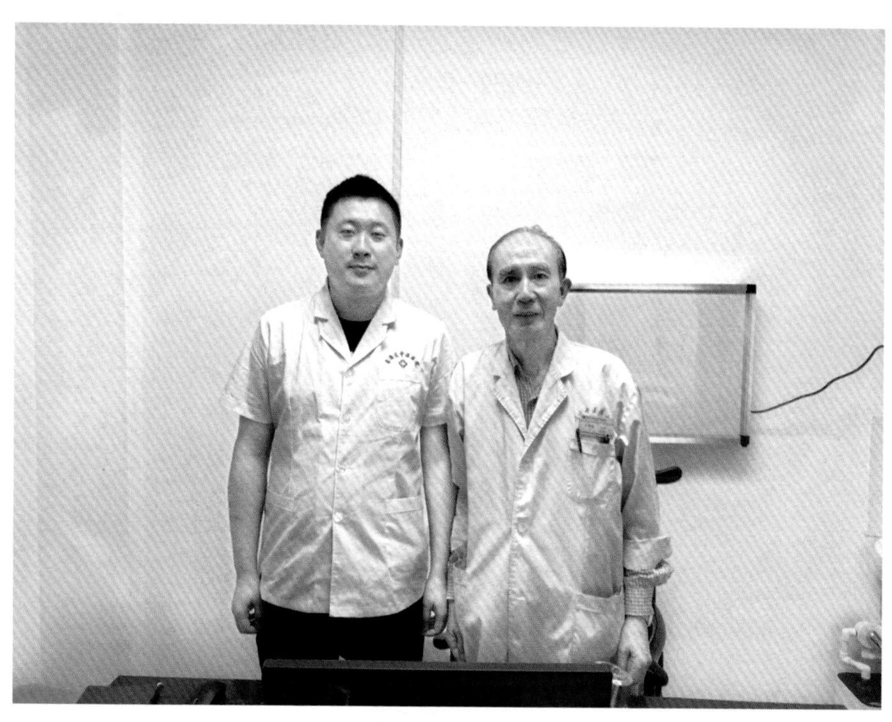

2019 年苗德胜与南少林骨伤流派传承人王和鸣（右一）主任合影

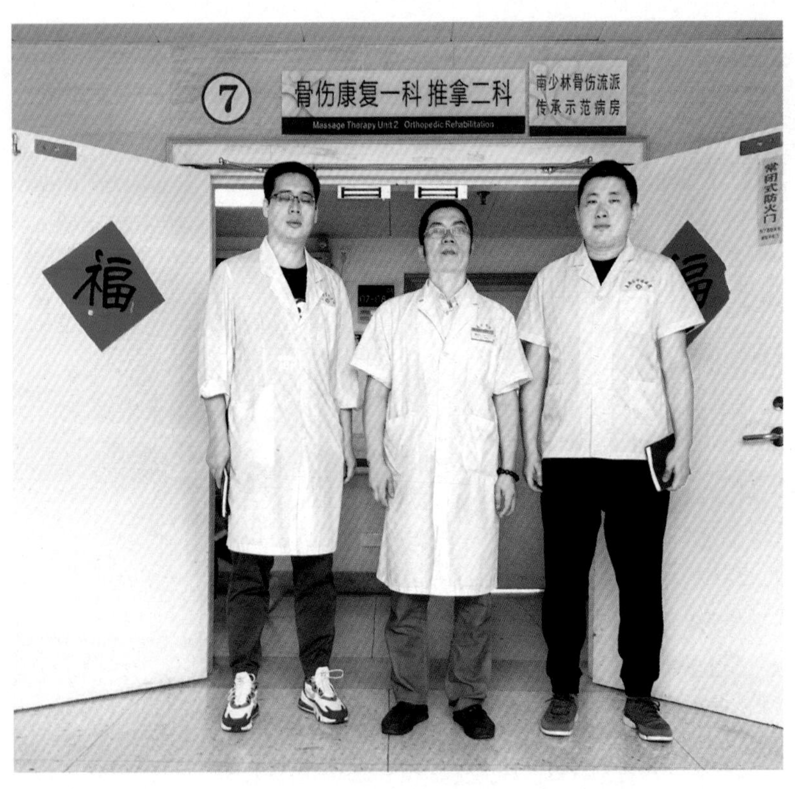

2019 年苗德胜（右一）与南少林骨伤流派传承人蔡树河主任（中）合影

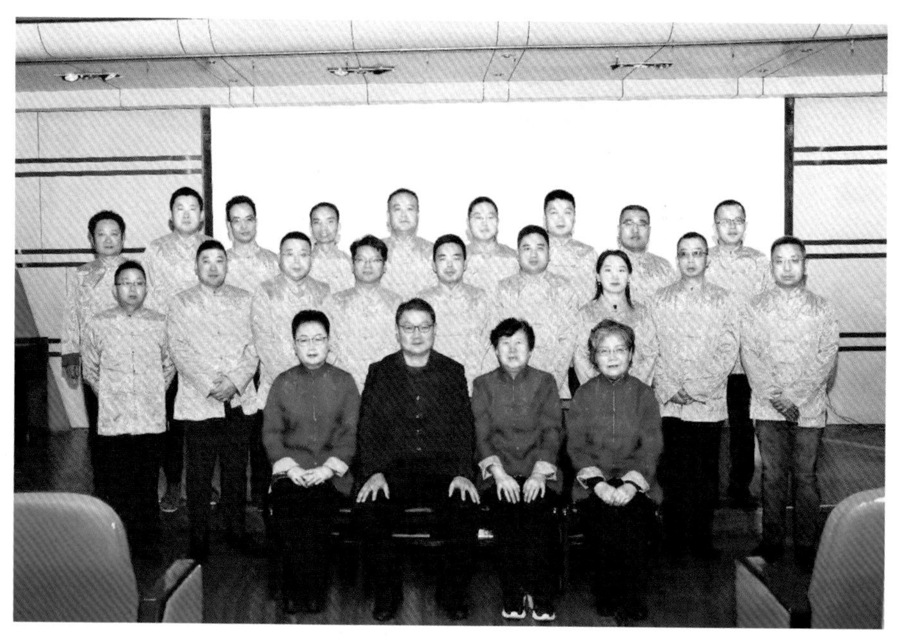

2019 年苗德胜（后排左二）于河南洛阳参加郭氏平乐正骨拜师仪式

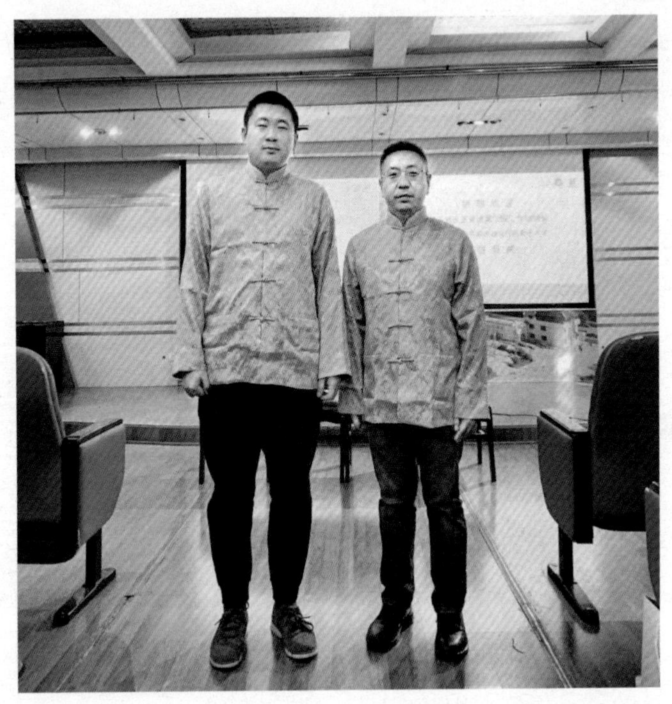

2019 年苗德胜与师兄郎毅（右一）在郭氏平乐正骨拜师现场合影

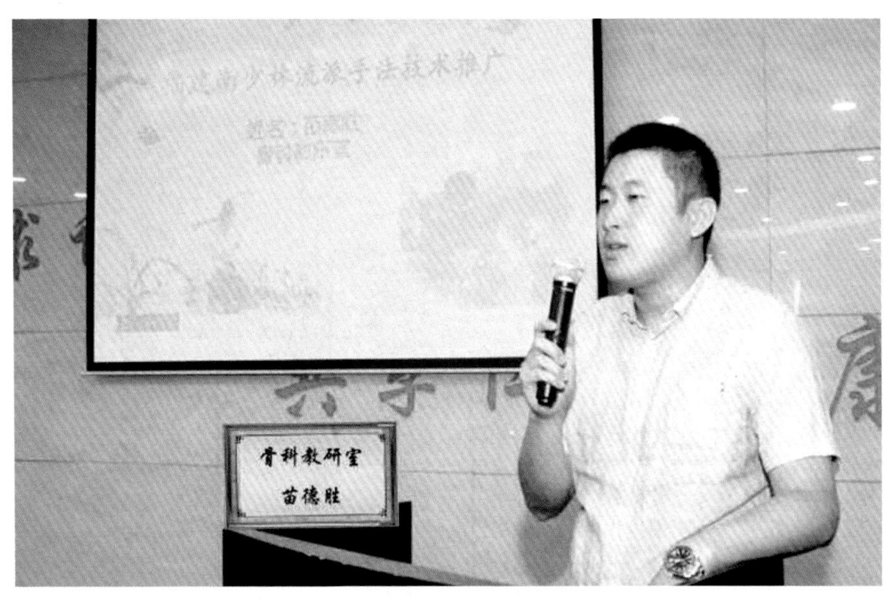

2019 年苗德胜回院后进行福建南少林骨伤流派技术推广

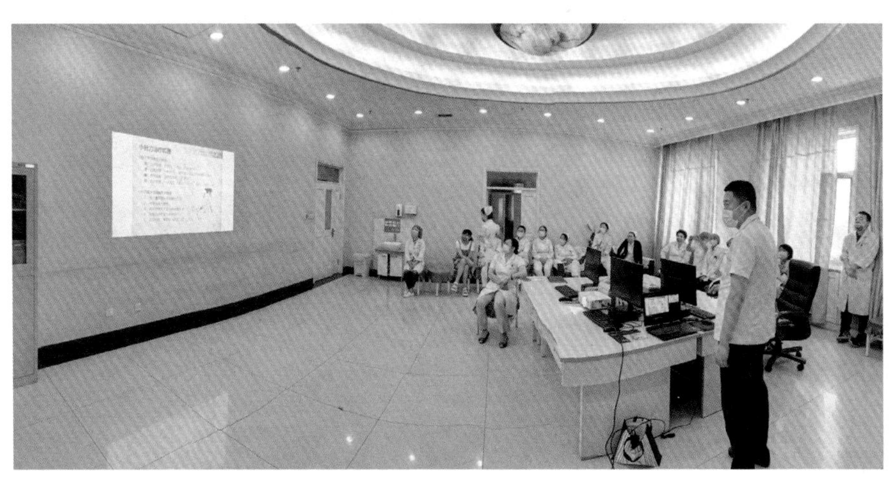

2020 年苗德胜回院后进行小针刀技术推广

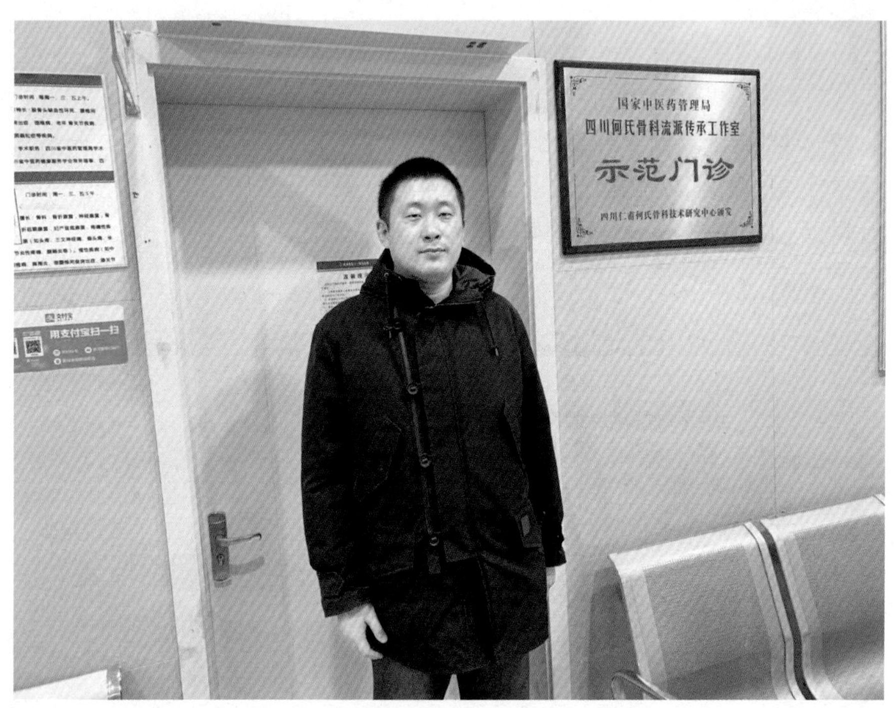

2020 年苗德胜前往四川何氏骨科流派传承工作室学习

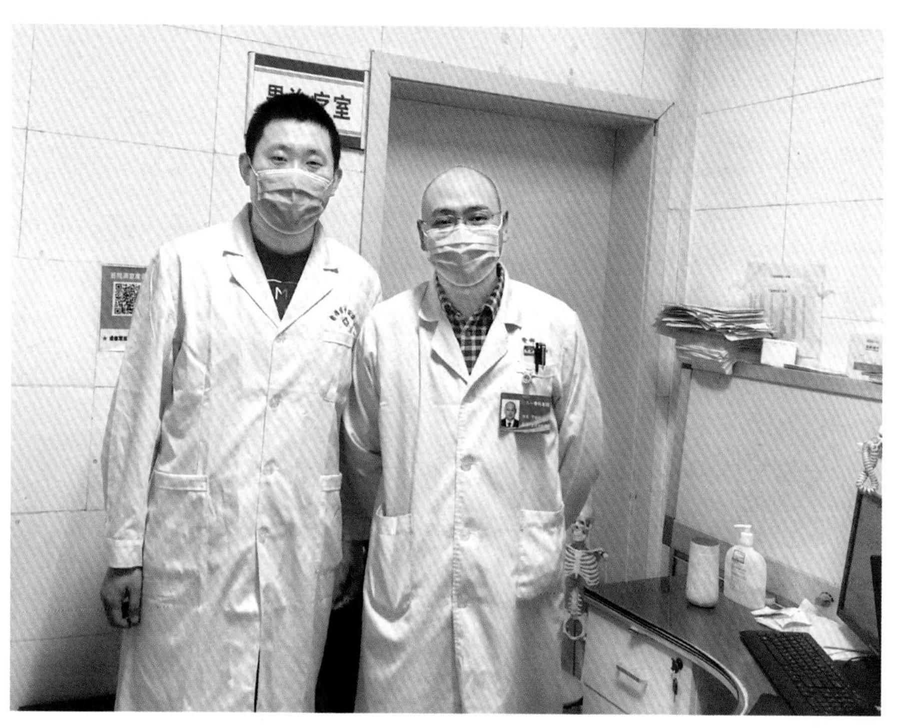

2020 年苗德胜与何氏骨科流派传承人贺前松（右一）主任合影

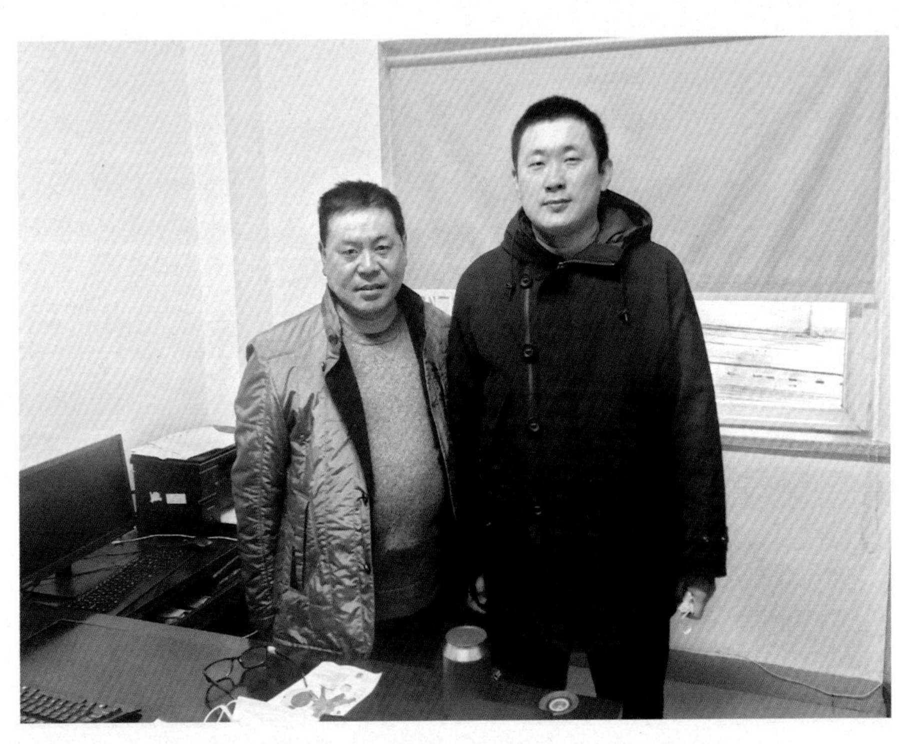

2020 年苗德胜与何氏骨科流派传承人赵育刚（左一）主任合影

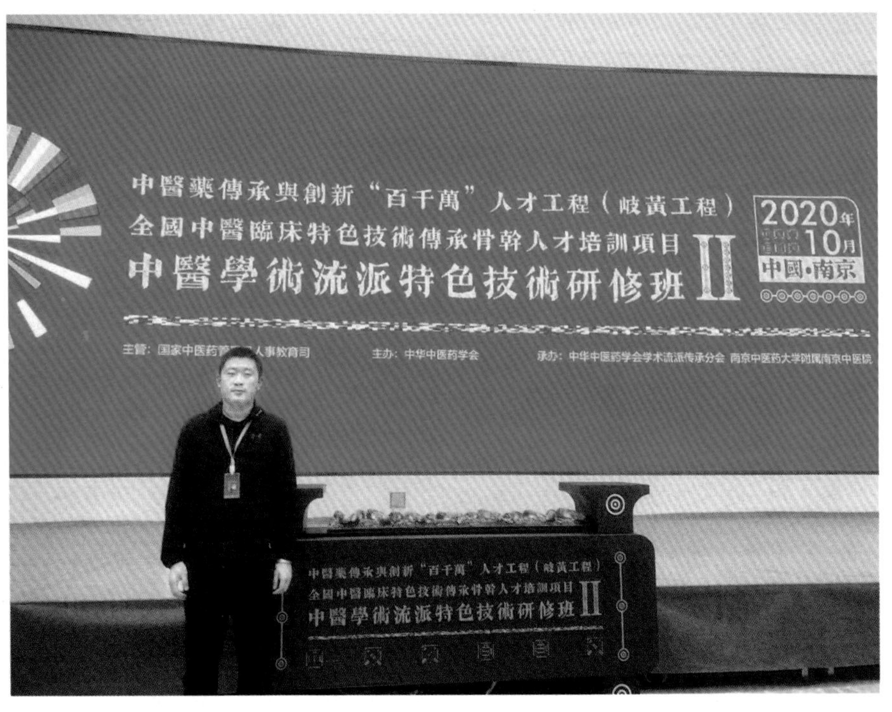

2020 年苗德胜于南京参加全国中医临床特色技术传承骨干人才培训项目

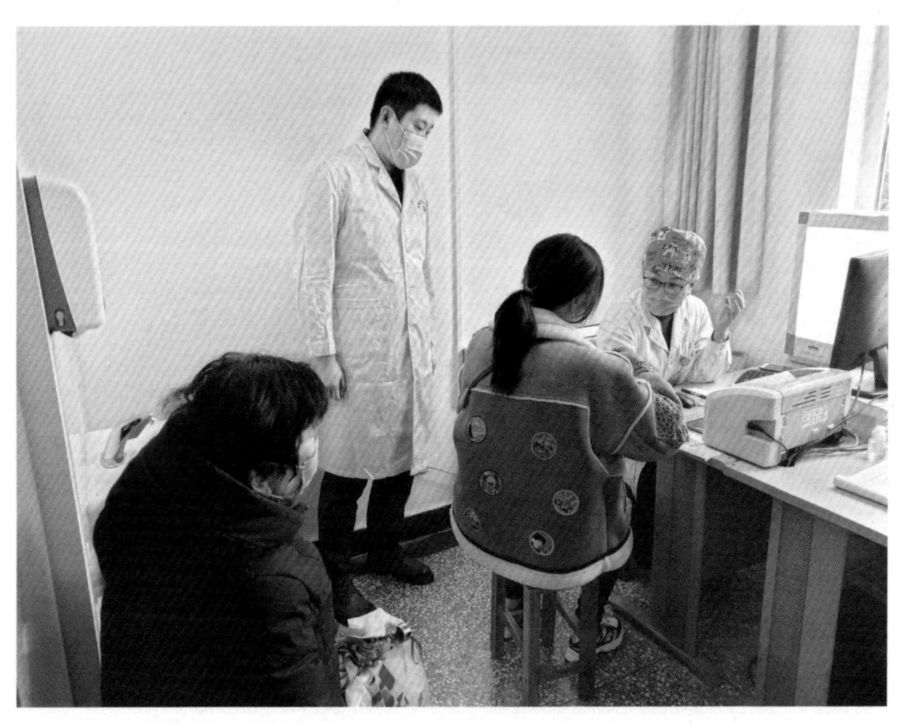

2021 年苗德胜跟随郭氏平乐正骨传承人郭珈宜主任学习

写在前面

智者开风气之先，晚学详未尽之说，师播亲炙，阐微发幽，私淑诸人，领悟开智，博极医源而合，探究医理而论，有咸坐言道者，有陋室苦冥者，宗属至亲，笔墨流转，万里朝勤，心静自辨，理通而术相习，道同则相为谋，物以类合，人以群聚，为上者尊，为众者从，以道为本，以德为行，以术传法，以技建功，同声相应，同气相求，此之谓流派。

序

中医药文化源远流长，历经数千年而不衰，中药种类繁多，中医典籍浩如烟海，历代名家辈出，诊疗体系独具特色。中医药是中国各民族广大劳动者在长期生产生活实践及同疾病做斗争的过程中逐步形成并不断丰富发展的医学科学，凝聚着深邃的哲学智慧和健康养生理念，是中华民族防病治病、养生调摄、延年益寿的重要手段。

中医学术流派是中医学在长期历史发展过程中形成的具有独特学术思想或学术主张及独到临床诊疗技艺，有清晰的学术传承脉络和一定历史影响与公认度的学术派别。它既是中医各家学说产生的土壤，又是传播的途径；既是中医学术发展的动力，又是人才培养的摇篮。因此，认识和研究各个流派产生与传承的规律，不仅能科学地评价其在中医学发展史上的作用与地位，而且能古为今用，促进中医药理论的创新和当代学术的繁荣昌盛。

中医骨伤学术流派是中医学术流派的重要分支，其建立在中医学理论与临床经验的基础之上，通过不断积累和完善，逐渐发展成为学术底蕴深厚、手法技术鲜明、临床疗效显著、深得群众信赖、传承脉络明确的临床流派。

《中医骨伤学术流派渊源与创新发展》一书是由我院（新疆维吾尔自治区中医医院）骨科主任医师吕发明与副主任医师苗德胜共同撰写的新著。他们善于学习，具有敏锐的目光，不断求新，在前人工作的基础上继续开创中医骨伤流派的发掘、整理。

新疆虽地处西北边陲，但并不缺乏热爱中医药事业的同道，两位医师提出且创立了新疆西域骨伤流派，并将其发展渊源及特色特点进行归纳总结，为新疆中医骨伤事业的发展及推动新疆中医骨伤学术理论的研究与创新贡献了力量。

阅读之后深感振奋，欣然作序，相信该书的出版对中医骨伤学术流派的发展会起到很好的促进和推动作用。

第三批全国老中医药专家学术经验继承工作指导老师

王继先

2022 年 2 月 25 日

自 序

本人自幼喜爱中医，毕业于广州中医药大学中医骨伤专业，2008年回新疆工作，就职于新疆维吾尔自治区中医医院，有幸拜师于全国名老中医王继先主任医师及我院骨科吕发明主任医师，在二老的不倦教诲下，不断学习，努力创新，不敢丝毫怠慢。

2019年我入选全国中医临床特色技术传承骨干人才培训项目培养对象，在三年的跟师学习中，走访了福建南少林骨伤流派、四川何氏骨科流派、洛阳平乐正骨流派等诸多知名骨伤流派，开阔了视野，丰富了阅历。这一段经历也使我进一步了解了中医骨伤的发展，并为骨伤流派而着迷，于是收集整理了各流派的资料。作为全国名老中医药专家传承工作室王继先主任工作室的一员，在跟随王老学习的过程中，我逐渐产生了一个强烈的愿望，那就是将中医骨伤科流派进行梳理，为创建新疆中医骨伤流派做一点微薄的工作。本书首先列出了中医骨伤科流派的分类，其后总结了10家传承脉络清晰、流派特色鲜明的流派经验，并将我们自己的工作也做了相应的归纳。

流派像一个载体，承载着千百年来中医骨伤发展的艰辛历程；流派像一个宝库，蕴藏着大量的理论技法，等着人们去发掘与传承；流派更像是一面旗帜，招揽着大量崇拜它、信仰它的中医骨伤人才，并为之继续奋斗前行……

新疆地处祖国边陲，因其地理位置，与祖国内地的文化医学发展相比，尚且存在一定差距，但是新疆自古战事不断，加之多民族融合的特点，使其在治伤疗伤方面有独具特色的一面。在恩师吕发明主任医师的指导下，我们将新疆本土的维吾尔医学、哈萨克医学及回族医学与中医骨伤相结合，并将其特色技法方药加以总结归纳。为了更好地推动新疆中医骨伤事业的发展，汇聚更多的志同道合的贤能之士，我们以新疆中医骨伤第一人王继先主任医师为首，正在努力创建新疆西域骨伤流派。

虽然我们的工作有诸多不足，但我们还是愿做这项有意义的尝试。现将拙作献给诸位读者斧正，并希望有机会与大家共同讨论，愿共为中医骨伤流派的发展延续不断努力，也为新疆中医骨伤事业添砖加瓦，为人类健康谋福利！

本书在编写过程中，得到了新疆维吾尔自治区中医医院骨科杨新军医师、余海成医师及王鹏医师的大力支持，在此谨致谢意。

苗德胜

2022年3月10日

目　录

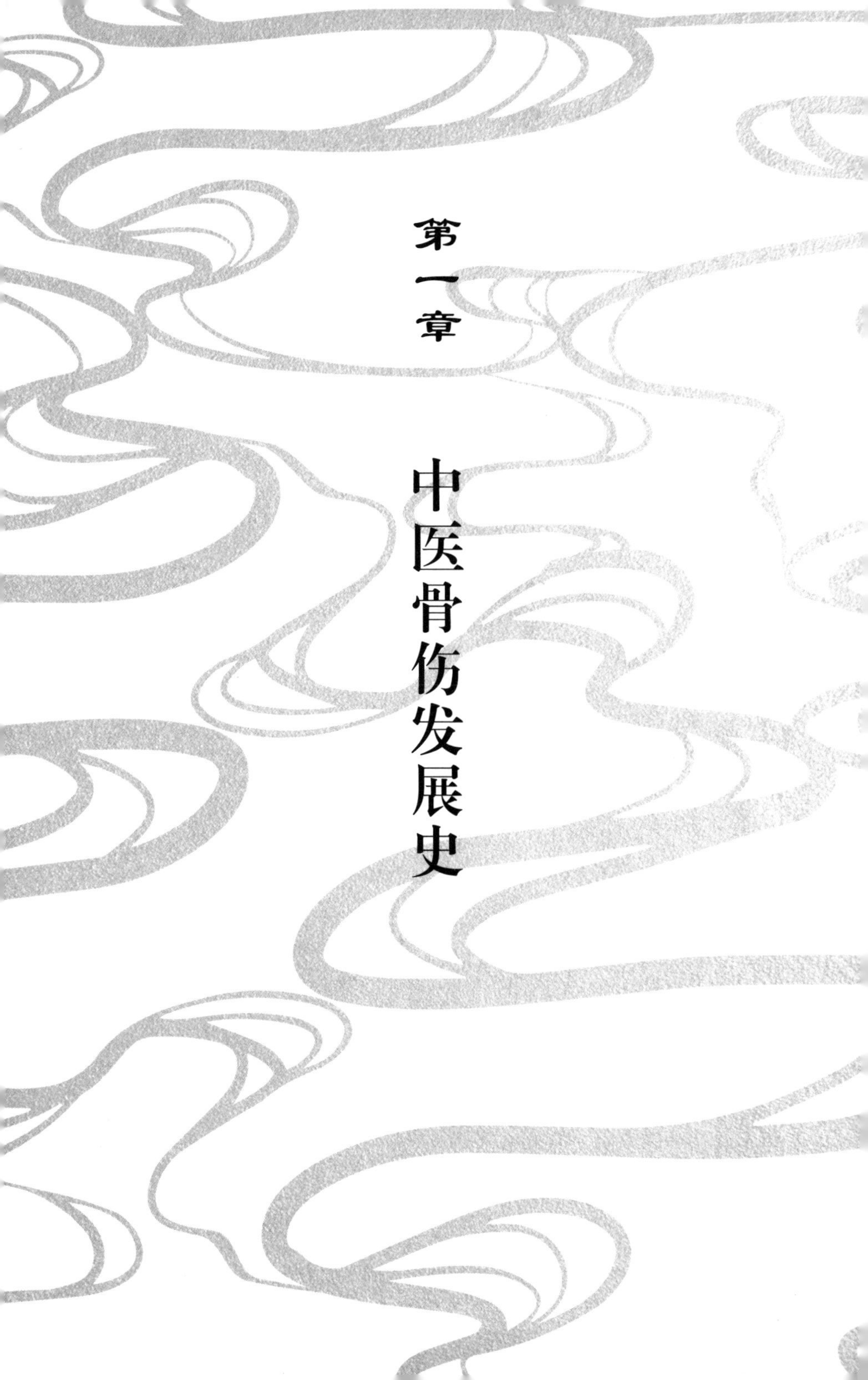

第一章

中医骨伤发展史

中医骨伤科是防治骨关节及其周围筋肉损伤与疾病的中医学分科，古属“疡医”“金镞”范畴，又称“接骨”“正体”“正骨”“伤科”等。中医骨伤科历史悠久，源远流长，是中华各族人民长期与损伤及筋骨疾患做斗争的经验总结，具有丰富的学术内容和卓著的医疗成就，是中医学重要的组成部分，对中华民族的繁荣昌盛和世界医学的发展产生了深远的影响。

20万年前的旧石器时代，“河套人”就已发明了人工取火。在烘火取暖和烤炙食物的基础上，人们发现热物贴身可以解除某些病痛，从而产生了原始的热熨疗法。原始人在对付大自然灾害及抗击猛兽侵袭时，经常造成创伤，人们在伤处抚摸、按压以减轻症状，经过长期实践，摸索出一些简易的理伤按摩手法；对伤口则用树叶、草茎及矿石粉等裹敷，逐渐发现具有止血、止痛、消肿、排脓、生肌、敛疮作用的外用药物，这便是外治法的起源。

在原始社会，由于生活环境恶劣，人们常患筋骨痹痿之疾，《吕氏春秋·古乐》反映古代人已采用舞蹈祛邪解郁，舒展筋骨，由此便逐渐产生了导引法。

在旧石器时代晚期和新石器时代，古代人已经能够制作一些较精细的工具，如砭石、骨针、石镰等。这种石镰外形似镰刀，可以砭刺、切割。《史记·扁鹊仓公列传》记载："上古之时，医有俞跗，治病不以汤液醪醴酒，镵石挢引、案扤毒熨，一拨见病之应，因五脏之输，乃割皮解肌，诀脉结筋，搦髓脑，揲荒爪幕，湔浣肠胃，漱涤五脏。"这说明新石器时代外科手术器械——砭镰已产生，并出现了外伤科名医俞跗（约公元前2700年）。

我国奴隶社会经历了夏、商、周三代。奴隶社会较之原始社会在生产力、文化等方面都有了发展，促进了医学进步，中医骨伤科开始萌芽，出现了"疡医"。

夏代生产工具主要是石器，用以治病的针是石针、骨针。考古工作者在龙山文化遗址发现了很多陶制的酒器，《战国策·魏二》曰："帝女令仪狄作酒而美，进之禹。"可见在夏代已有了人工酿酒。酒可以通血脉、行药势，也可以止痛、消毒，这对治疗创伤疾病很有意义。

商代冶炼技术有了很大的发展，商代已达到青铜器的全盛时期。由于青铜器的广泛使用，医疗工具也有了改进和提高，砭石逐渐被金属的刀针所代替。据《韩非子》记载，古人"以刀刺骨"，说明"刀"已经作为骨伤疾患的手术工具了。《针灸甲乙经》序曰："伊尹……撰用《神农本草》以为汤液。"这是中药内治法的重大进步，标志着复合方剂的诞生，提高了药物疗效。商代已应用活血药内服治疗跌打损伤。

西周时期阴阳五行学说已经产生，一般认为《周易》最早载述阴阳，《尚书》最早言及五行，这种哲学观念指导医学实践，医疗水平有了明显提高。

周代将医生分为“食医”“疾医”“疡医”和“兽医”，其中疡医就是外伤科医师，治疗外伤疾病。《礼记·月令》载：“命理瞻伤，察创，视折，审断。决狱讼，必端平。”蔡邕注：“皮曰伤，肉曰创，骨曰折，骨肉皆绝曰断。”说明当时已把损伤分成四种不同类型，同时采用“瞻”“察”“视”“审”四种诊断方法，这既是法医学起源的记述，又是古代中医骨伤科诊断水平的标志。

战国、秦汉时代（公元前476—公元220年）学术思想十分活跃，进一步促进了医学的发展，骨伤科基础理论亦初步形成。1973年，考古学家在湖南长沙马王堆三号汉墓所发掘的医学帛书表明了当时骨伤科诊疗技术的进步。专家们考证认为其医学帛书系属战国时代的文献，其中《足臂十一脉灸经》记载了“折骨绝筋”（即闭合性骨折），《阴阳脉死候》记载了“折骨裂肤”（即开放性骨折）。《五十二病方》载有52种病，共103个病名，涉及内、外、骨伤、妇、儿、五官诸科。其中“诸伤”“胻伤”“骨疽”“骨瘤”等为骨伤科病症，同时还描述了“伤痉”的临床表现，即“痉者，伤，风入伤，身信（伸）而不能诎（屈）”，这是对创伤后严重并发症——破伤风的最早记载。《五十二病方》记载了金伤、刃伤、外伤出血等多种外伤疾病，还记载有止痛、止血及防止创伤瘢痕的方法，对感染伤口用药外敷后，以丝织品或麻絮等包扎。《五十二病方》中所描述的水银膏治疗外伤感染，是世界上应用水银于外伤科的最早记载。帛画《导引图》还绘有导引练功图像与治疗骨伤科疾患的文字注释。此时期的著作《黄帝内经》是我国现存最早的医学典籍，较全面系统地阐述了人体解剖、生理、病因、病机、诊断、治疗等基础理论，奠定了中医理论体系。《黄帝内经》中已有系统的人体解剖学知识，如《灵枢·骨度》对人体头颅、躯干、四肢各部骨骼的长短、大小、广狭标记出测量的尺寸。此外，《吕氏春秋·季春纪》主张用练功疗法治疗足部"痿躄"，为后世骨伤科动静结合理论奠定了基础。

秦汉时期，骨伤科临床医学得到发展。汉代著名外伤科医家华佗发明了麻沸散，施行于剖腹术、刮骨术；创立了五禽戏，其似今练功疗法，可运用于骨伤科疾病之康复。东汉末年杰出的医学家张仲景著成《伤寒杂病论》，这是我国第一部临床医学巨著，创立了理、法、方、药结合的辨证论治方法。

三国、晋至隋唐、五代（公元220—960年），是我国历史上战乱频繁的时期，骨伤科疾患更多见。晋代葛洪著《肘后救卒方》，在世界上最早记载了下颌关节脱臼手法整复方法；他论述了开放性创口早期处理的重要性，对腹部创伤肠断裂采用桑白皮线进行肠缝合术；还记载了烧灼止血法，并首创以口对口吹气法抢救猝死患者的复苏术。南齐龚庆宣整理的《刘涓子鬼遗方》运用虫类活血药治疗金疡；提出骨肿瘤的诊断和预后；记述了"阴疽"（似髋关节结核）、"筋疽"（似脊柱结核）的证候。隋代巢元方等编著的《诸病源候论》是我国第一部中医病理专著，"金疮病诸候"精辟论述了金疮化脓感染的病因病理，并提出了清创疗法四要点——清创要早、要彻底，要正确地分层缝合，要正确包扎，为后世清创手术奠定了理论基础。该书在治疗开放性骨折、清除异物、结扎血管止血、分层缝合等方面的论述，都达到了很高的水平。书中“中风候”和“金创中风痉候”对破伤风的症状描写得非常详细，提出它是创伤后的并发症；强调了去碎骨和清除异物的重要性；记载了肠断裂、颅脑损伤的症状和手术缝合治疗方法。

唐代孙思邈的《备急千金要方》《千金翼方》是中医临床的百科全书，在骨伤科方面总结了补髓、生肌、坚筋、固骨类药物，介绍了人工呼吸复苏、止血、镇痛、补血、活血化瘀等疗法，载录了下颌关节脱位手法复位后采用蜡疗、热敷、针灸等外治法，丰富了骨伤科治疗法。王焘的《外台秘要》把损伤分为外损和内损；列骨折、脱位、内伤、金疮和创伤危重症五大类。蔺道人的《仙授理伤续断秘方》是我国现存最早的一部骨伤科专著，分述了骨折、脱位、内伤三大类证型；提出了正确复位、夹板固定、内外用药和功能锻炼的治疗大法。该书首次记载了髋关节脱臼，并将其分为前后脱臼两类，采用手牵足蹬整复手法治疗髋关节后脱位；利用杠杆原理，采用“椅背复位法”治疗肩关节脱位。该书还介绍了杉树皮夹板固定方法。对于内伤病证的治疗，该书记载了采用“七步”治疗法，提出了伤损按早、中、晚三期治疗的方案，体现了骨伤科内外兼治的整体观。

宋、辽、金、元时期（公元960—1368年），医学蓬勃发展，宋代“太医局”设立“疮肿兼折疡科”，元代“太医院”设十三科，其中包括“正骨科”和“金镞兼疮肿科”。宋代解剖学有了显著的进步。法医家宋慈所著的《洗冤集录》是我国现存最早的法医学专著，该书不仅对全身的骨骼、关节结构描述得较为详细，而且还记载了人体各部位损伤的致伤原因、症状及检查方法。宋代医官王怀隐等编成《太平圣惠方》，对骨折提出了“补筋骨，益精髓，通血脉”的治疗思想，用柳木夹板固定骨折；推广淋、熨、贴、熁、膏摩等外治法治疗损伤。张元素《医学启源》总结了治疗内伤的引经药，促进了骨伤科理气活血疗法的发展。张从正《儒门事亲》主张采用攻下逐瘀法治伤。李杲《医学发明》发挥了《黄帝内经》“肝藏血”的理论，认为“血者，皆肝之所主，恶血必归于肝，不问何经之伤，必留于胁下，盖肝主血故也”，创制了疏肝活血逐瘀的方药“复元活血汤”。刘完素是“火热论”的代表人物，他在骨伤科临证治疗时主张用甘凉、活血、润燥、生津的药物。朱震亨的观点是人体“阳有余阴不足”，提倡养阴疗法，强调补肝肾治本的原则，对治疗筋骨痹病、骨疽及伤患都有其独特的经验。

元代李仲南《永类钤方》首创“过伸牵引加手法复位治疗脊柱屈曲型骨折”。危亦林著《世医得效方》，不仅继承了前人治疗骨伤的经验，而且对骨折、脱位的整复手法和固定技术有所创新。元代《回回药方》中的“金疮门”“折伤门”属于骨伤科范畴，部分内容还结合了阿拉伯外来医学知识，反映了元代中医骨伤科鼎盛的状况。

明清时期（公元 1368—1911 年），其中明代到清代鸦片战争之前是中医骨伤科发展史的兴盛时期。明初，太医院也设有十三科，其中属骨伤科范畴的有“接骨”“金镞”两科，明隆庆五年（1571）改名为正骨科（又名正体科）。明代《金疮秘传禁方》记载了用骨擦音作为检查骨折的方法；对开放性骨折，主张把穿出皮肤已被污染的骨折端切除，以防感染等。明代永乐年间编著的《普济方》，在“接骨手法”中，介绍了12种骨折脱位的复位固定方法；在“用药汤使法”中又列出了15种骨折、脱位的复位固定法。明代薛己撰《正体类要》2卷，其中上卷论正体主治大法及记录治疗骨伤科内伤验案65则；下卷介绍诸伤方71首。薛氏重视整体疗法，用药主张以补气血、补肝肾为主，行气活血次之，其“气血学说”和“平补法”对后世产生了巨大的影响。著名医药学家李时珍所著的《本草纲目》载药1892味，其中骨伤科药物170余种。王肯堂所著的《证治准绳》对骨折亦有较精辟的论述，如对肱骨外科颈骨折采用不同体位固定。该书对骨伤科的方药还进行了由博而约的归纳整理，深为后世所推崇。

清代吴谦等著《医宗金鉴·正骨心法要旨》，较系统地总结了清代以前的骨伤科经验，将正骨手法归纳为摸、接、端、提、推、拿、按、摩八法，并介绍了腰腿痛等疾患的手法治疗，以及运用攀索叠砖法、腰部垫枕法整复腰椎骨折脱位等；在固定方面，改进了多种固定器具，如脊柱中段损伤采用通木固定，下腰损伤采用腰柱固定，四肢长骨干骨折采用竹帘、杉篱固定，髌骨骨折采用抱膝圈固定等。王清任著《医林改错》，对解剖尤其重视，纠正了前人脏腑记载的某些错误，对气血研究亦较深入，尤善活血化瘀法治伤，系列方剂如血府逐瘀汤、通窍活血汤、膈下逐瘀汤、少腹逐瘀汤、身痛逐瘀汤等至今仍为骨伤医家广为采用。

鸦片战争后至中华人民共和国成立前，中国逐渐沦为半封建半殖民地的国家，随着西方文化的侵入，骨伤科面临危机。在此期间，骨伤科著作甚少，较有代表性的是1852年赵廷海著《救伤秘旨》，收集了少林学派的治伤经验，记载了人体36个致命大穴，介绍了损伤各种轻重症的治疗方法，收载了“少林寺秘传内外损伤主方”，并增加了“按证加减法”。

中华人民共和国成立前，中医骨伤科的延续以祖传或师承为主，中医许多宝贵的学术思想与医疗经验以此方式流传下来。因广大的群众实际需要及医家自身的生存发展，全国各地保留和创建了很多骨伤科诊所，因其学术渊源的差别，出现不少流派，较著名的有河南省平乐镇郭氏正骨世家，天津苏氏正骨世家，上海石筱山、魏指薪、王子平等骨伤科八大家，广东蔡荣、何竹林等五大骨伤科名家，湖北武当派李氏正骨，福建少林派林如高，四川杜自明、郑怀贤，江苏葛云彬，北京刘寿山，山东梁铁民及辽宁孙华山等。这些流派各具特色，在当地影响甚广。

中华人民共和国成立后，随着社会经济、政治与文化的变革，中医骨伤科也从分散的个体开业形式向集中的医院形式过渡。1958年以后，全国各地有条件的省、市、县等均相继成立了中医院，中医院多设有伤科、正骨科或骨伤科，不少地区还建立了专门的骨伤科医院。在医疗事业发展的基础上，20世纪50年代上海市伤骨科研究所成立，70年代中国中医研究院骨伤科研究所与天津市中西医结合骨科研究所相继成立，嗣后其他不少省市也纷纷成立骨伤科研究机构。这标志着中医骨伤科不仅在临床医疗实践方面，而且在基础理论与科学研究方面都取得了进展。

除了医疗与科研组织机构外，自20世纪50年代开始，全国各省市普遍建立了中医学院与中医学校，为国家培养了大批中医人才。80年代十余所中医院校相继成立中医骨伤系，除了招收学士学位的大学本科生外，不少院校还培养骨伤专业硕士研究生与博士研究生。

中华人民共和国成立后，各地的著名老中医的正骨经验普遍得到整理与继承，有代表性的著作如石筱山《正骨疗法》《平乐郭氏正骨法》《魏指薪治伤手法与导引》、郑怀贤《伤科疗法》、杜自明《中医正骨经验概述》、梁铁民《正骨学》《刘寿山正骨经验》《林如高正骨经验》等。

1958年，我国著名骨科专家方先之、尚天裕等虚心学习著名中医苏绍三正骨经验，博采各地中医骨伤科之长，运用现代科学知识和方法，总结出新的正骨八大手法，研制成功新的夹板外固定器材，同时配合中药内服、外治及传统的练功方法，形成了一套中西医结合治疗骨折的新疗法。其编著的《中西医结合治疗骨折》一书提出“动静结合”“筋骨并重”“内外兼治”“医患合作”治疗骨折的四项原则，使骨折治疗提高到一个新水平，在国内外产生了重大影响。其后在这一理念的指导下，全国许多骨伤医疗单位开发研制了许多治疗骨折的外固定器具，如中国中医研究院的“四肢骨折复位固定器”、天津医院的“抓髌器”、河南洛阳正骨医院的“尺骨鹰嘴骨折固定器”及上海市第六人民医院的

“单侧多功能外固定器”等。1986年中华中医药学会骨伤科分会成立，中医骨伤科学术研究日趋广泛，一方面推广传统、有效的医疗方法，另一方面用先进的科学技术深入研究伤患治疗机制。一些治疗骨延迟愈合、骨质疏松、骨缺血性坏死、骨髓炎及骨性关节炎的中药新药不断被研制出来，产生了良好的社会效益与经济效益。在新的世纪，中医骨伤科已走出国门，2005年世界中医药学会联合会骨伤科专业委员会成立，海内外骨伤科学术交流日益频繁。自2009年以来，全国各地纷纷建立了骨科创伤中心，并还开展了小儿麻痹后遗症配合针灸、按摩、穴位注射、神经刺激等治疗研究，取得了丰富的经验，为国际上所重视。2018年国家为贯彻落实《中医药人才发展“十三五”规划》及《中医药传承与创新“百千万”人才工程（岐黄工程）实施方案》，培养一批中医临床特色技术传承人才，启动了以学习、应用、推广全国中医学术流派传承工作室学术理论和特色技术为主要内容的全国中医临床特色技术传承骨干人才培训项目。该项目选取中医临床骨干人才参加培训，这加深了参训学员对中医骨伤等学术流派的理解和认识，对全国中医临床特色技术传承骨干人才培训项目的顺利实施起到了很好的推动作用。2021年国务院办公厅印发《关于加快中医药特色发展的若干政策措施》，从人才、产业、资金、发展环境等多个方面提出28条举措，为中医药特色发展保驾护航，这一措施将加强中医骨科的文化传播。中医骨伤科正迎来一个科学的春天，它必将更加茁壮成长，为人类健康事业做出更大的贡献。

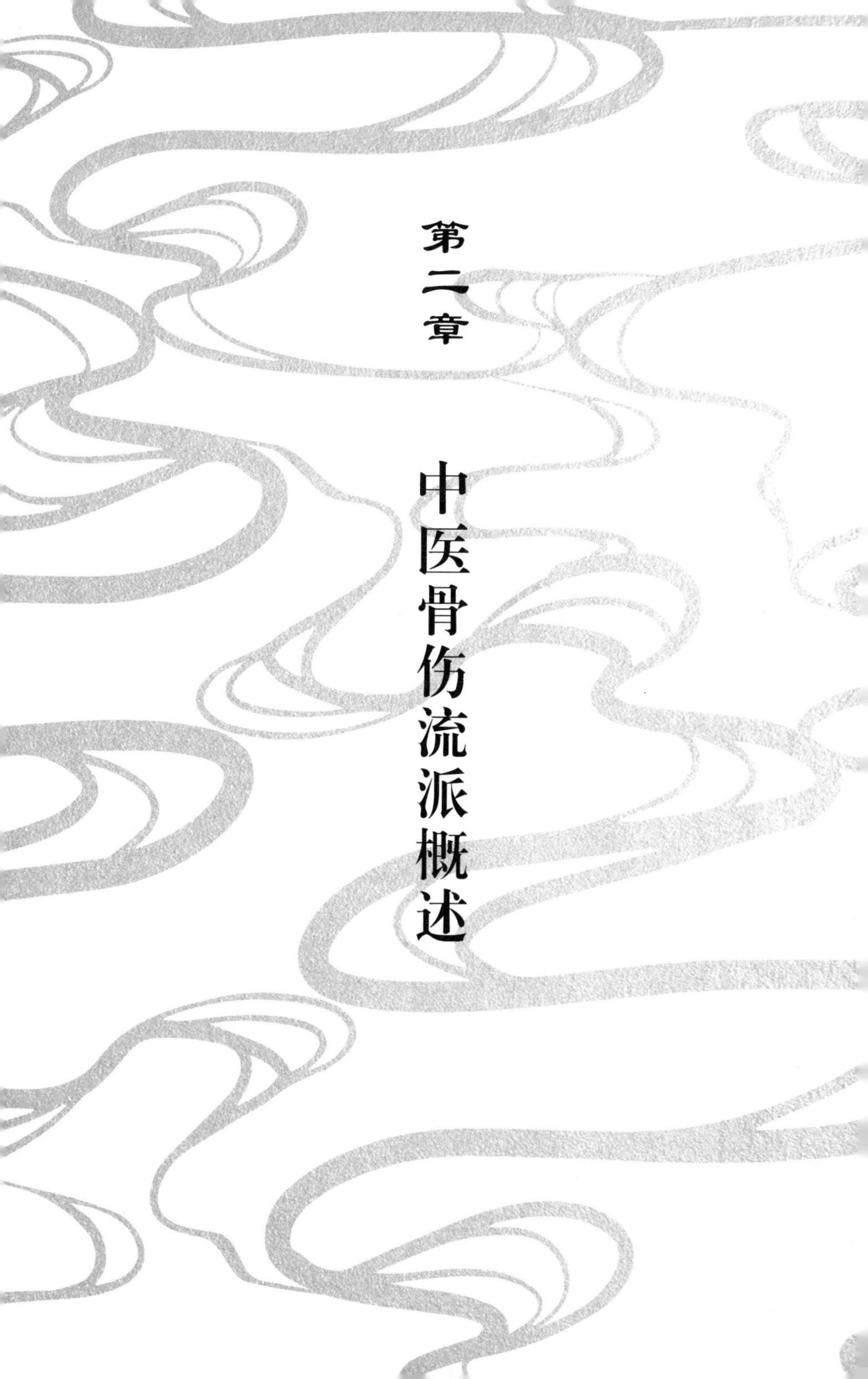

第二章

中医骨伤流派概述

第一节　流派的形成

自有人类以来，便伴之而产生创伤和疾病。在与自然灾害和疾病做斗争的过程中，千百万人经过千万年的医疗实践，最终产生了医药学。其中那些不断总结经验、改进方法、提高疗效、促进医药学向前发展的人们，就是医药学史上的精英。

在文字尚未发明以前，我国就有“伏羲尝草制砭”“神农尝百草以和药济人”的传说。在文字发明之后，历代的事迹就或多或少地被记载了下来。在研究中医药学发展史中，比较可靠可信的历史资料有两种：一为史书，一为医书。前者是历代政府记载的通史，后者是历代医药学精英们的经验和学术总结。

《史记》是我国目前最早的史书，记载了春秋战国时期的重大事件，其中就有介绍医学家扁鹊、仓公的史绩；汉代的《汉书》和三国时期的《魏书》(《三国志》) 中，均记载有名医华佗的医术和贡献;《晋书》介绍了医学家皇甫谧、葛洪;《唐书》记载有孙思邈;《金史》《元史》记载有金、元著名医学家张元素、刘完素、张子和、李东垣等的学术思想和医疗实践;《明书》中有葛可久、李时珍等著名医家的传记。上述这些史书，较真实地记载了历代有影响的医学家们的事迹，是研究医学发展的重要历史文献资料。

另一方面，医书亦为重要的历史资料，因为从医书上的经验总结、理论探讨、学术思想、治法方药的介绍中，均能更直接地了解各个历史朝代著名医家的特长和当时的医学水平，以及医学家们对促进中医药事业向前发展的贡献。如湖南长沙马王堆汉墓出土的医书《五十二病方》等，它们反映了我国公元前的医学水平。《黄帝内经》是一部有相当科学水平的医学巨著，该书在形式上虽是以黄帝和诸大臣岐伯、雷公对有关医学理论和临床实践的问答，但书中内容所涉及的方面是相当广和深的，在数千年前就有这样科学的总结，反映出当时相当高的学术水平。该书直至今日仍为中医药学的重要教科书，虽然著书的作者不详，但可以断言，这是秦汉以前无数医学精英集体智慧的结晶。秦汉时期为医学发展史上的昌盛时期，医学人才辈出，不少著名医著出自医学大师之手。如《难经》为秦越人（扁鹊）所撰;《中藏经》为东汉三国时期华元化（华佗）所著；汉代张仲景（张机）撰写了著名的《伤寒杂病论》；东晋葛洪的《肘后方》、皇甫谧的《针灸甲乙经》，隋代巢元方的《诸病源候论》，以及唐代孙思邈的《千金方》等，均为医药学史上的著名经典医书，对于医药学的发展起到了积极的促进作用。到了宋代，朝廷十分重视医书的整理工作，先后派遣王怀隐等编著了《太平圣惠方》，太医院编撰了《圣济总录》；明太祖第五子朱橚汇编了著名医著《普济方》；清代吴谦等汇编了《医宗金鉴》。这些巨著的特点是整理和总结了前人和当代精英们的学术思想和宝贵的医疗经验，能够反映出各个历史时期的理论水平和学术特长。这些医著和医家们的临床经验成了祖国的宝贵财富，数千年来，在为中华儿女解救疾苦和保健延寿上确实做出了卓越的贡献。他们为中华民族的繁衍昌盛所做出的丰功伟绩，永载青史。

史书和医书重点介绍的是大方脉（内科）和小方脉（儿科）等科著名医家的医疗实践和临床经验，关于正骨学或者骨伤科方面的医家涉及极少，虽然《山海经》中有扁鹊曾“以刀刺骨”和“剖胸探心”的记载，涉及一点骨伤科的内容，但扁鹊仍是以大小方脉为主的全方位医家。《三国志》虽然也介绍了华佗的五禽戏、麻沸散和开腹截肠手术的事迹，还传说他有开颅、刮骨的技术，虽然他可能担任过一段时期的随军军医，具有野战外科（相当于部分骨伤科）的技术，可惜他未曾留下骨伤科的专著。医学史不能以传说为据，所以他仍不能算正骨精英的医家。

直到唐代，公元841—846年间，由蔺道人撰写的《仙授理伤续断秘方》问世后，医学史上才出现第一部骨伤科专著。嗣后，历经宋、金、元600多年，中间未曾再有第二部骨伤科专著出现。虽然宋代的《太平圣惠方》和《圣济总录》中有落马堕车、打扑跌伤的专门章节介绍，特别是元代危亦林所著的《世医得效方》中专门有一卷章介绍了“正骨兼金镞科”的专业内容，但这几部书都不能算作骨伤科的专著，王怀隐、危亦林等亦非骨伤科专家，他们不过是将前人或当代救治骨伤科疾病的一些理论、经验和方药加以整理汇编而已。到了明代，才出现了《刘伯温先生跌打损伤秘方》和异远真人撰写的《跌损妙方》两部骨伤科专著。明代著名医家薛己和王肯堂，虽然先后也曾撰写了《正体类要》和《证治准绳》，这两本是骨伤科专业性很强的医书，其中也确实有不少新颖的见解和独特的方法，但薛、王二氏仍是全方位的医家，只是兼长骨伤科专业而已。

至清代时，骨伤科发展迅速，如果说自春秋战国到明代，骨伤科专著只有三本的话，到了中晚清时期，骨伤科专著犹如雨后春笋。这些著作据目前能查到的文献资料来看，包括钱秀昌的《伤科补要》、胡廷光的《伤科汇纂》、赵廷海的《救伤秘旨》、赵竹泉的《伤科大成》、胡青昆的《跌打损伤回生集》、王焕旗的《全体伤科》、徐瑛的《接骨全书》、王锡林的《跌打伤科》、郑芝龙的《金疮跌打接骨药性秘书》。此外，还有以武术伤科为特长的一批伤科专著，如《少林寺伤科秘方》《少林真传伤科秘方》等。同时尚有一批家传的伤科医书，如《沈元善先生伤科医书》《江氏伤科学》《龙源洪氏家传跌打秘方》《霍孔昭秘传》《黄氏青囊全集秘旨》《朱君尚拳棍师方治》等，它们均具有自己流派祖传的特长，这就是中医骨伤科学术流派的萌芽。其不但在促进中医骨伤科专业的发展上有很重要的贡献，而且为形成中国骨伤科，进一步造福全人类奠定了坚实的基础。

“流派”的形成必须具备两个基本条件：其一是它必须与其他流派有着不同的特点或长处，无论是学术思想还是理论观点，或是正骨技术，或是治伤秘方，须有其独特的专长；其二是流派不仅有创始人，同时还应有传人或继承人。只有具备这两个条件，流派才能得以生存，才能流传和继承下来。

一般来说，流派创始人的专业技术不是袭自祖传，就是继承师业，当然也不排除自学成才。所谓创始人，即该流派与其他流派不同的学术思想和技术专长是由创始人形成，在社会上得到公认，具有一定影响，并由其子女或弟子将其继承、流传下来。古有“医不三世”之说，其中有一种解释是“医不三世，不服其药”，也就是说只有父子相承相传的流派才可以言医，才可以为人们所信赖，这说明了社会环境对流派形成的影响。

在我国，中医骨伤科流派的形成可能与我国的地理、历史、传统思想有密切的关系。我国地域宽广，人口众多，但在旧社会，由于交通不发达，医疗技术和设备落后，这样就迫使许多急病重症必须就地抢救，当地解决。久而久之，这就促使各个地区造就了一批善治跌打损伤的技术人才，其中凡有一技之长，或治疗效果卓著者，名声较大，求医者又多，必有一帮人相随学艺，或为子女，或由弟子相继承而流传，这样就形成了流派。

原中国中医研究院骨伤科研究所丁继华所长编撰了《现代中医骨伤科流派菁华》一书，他在书中谈及了骨伤流派的兴起与衰落，对部分中医骨伤流派进行了介绍，开创了这项工作的先河。

第二节　流派的兴起

流派兴起的因素颇多，其中最重要的，当然是流派过硬的技术。只有技术高超，才能获得显著疗效。这样，不但邻村邻县的患者前来就医，即使是千里之外的伤员，也会慕名跨省而来求治。高超的技术和刻苦学习、潜心钻研、谦虚讨教、勇于实践、勤于总结是相辅相成、互为因果的，这是流派兴旺的因素之一。其二，创始人有高尚的医德，有救死扶伤的崇高品质，不过于计较经济上的得失。其三，创始人及传承人善于总结，善于传授，比较开明，技术上不保守，同时也善于经营管理。其四，在旧社会，流派面临着两个方面的挑战：一方面是1911年后，西医在中国崛起，特别是在一些大中城市里，流派如果无特长、不发奋，则难以生存，更不用说继承、发扬；另一方面，流派尚面临着中医其他流派的挑战，如上海伤科八大家，或者广东的五大名家，均属此一类型。他们最终得以生存、发展并流传下来，全仗他们的特长，以及勤奋。其五，流派的兴旺还取决于党的中医政策的贯彻。中华人民共和国成立后，党和政府提倡、发扬、光大、传承中医学遗产，尤其是1978年后，党的十一届三中全会把经济建设作为党和国家的中心工作的精神，也在中医药事业的发展中开花结果。自1983年以来，中医骨伤科同道相继开了几次全国性的学术交流会；1986年又成立了中医骨伤科专业学会；先后创办了三家有关中医骨伤科的专业期刊；中医骨伤科医院、骨伤科研究所、中医学院的骨伤科系，以及骨伤学院像雨后春笋般纷纷成立，这是全国骨伤科同道共同努力的结果，也是中医骨伤科各流派兴旺的标志。

第三节　流派的衰落

流派衰落的因素亦很多，但主要的有以下几个方面：第一，继承不力是主要原因，但影响继承不力的因素也因派而异，有的是学术问题，有的是继承人的问题，譬如流派继承人膝下无子女，或子女对骨伤科专业不感兴趣，转而从事其他专业，继承后继无人；第二，是祖传的秘方，或一技之长失传，使其后人无所继承，更谈不上流派的发扬了。在千古兴衰话伤科时，明代盛寅有几句话是值得深思的，他在《医经秘旨》中说道："古之豪杰自振者，不能悉举，若李东垣、朱丹溪、滑伯仁、戴元礼辈，皆非世传而精造医术，屡起危殆，著书立言，为后进模范，初不闻其父子相传矣。"生活中也确实如此。所以，祖传能否继承，流派所以兴衰，皆视传人能否自振。勤者兴，惰者衰，此乃事物之客观规律。

第四节　整理研究流派学术的意义

本书总结的各个流派均为现代中医骨伤科各流派。虽然其中个别流派的渊源可追溯到明末，有的源自清嘉庆年间，但我们仍侧重于现代各流派学术的整理研究，这一工作的意义在于以下几方面。

一、流派能生存必定有其专长

清末，西医学比较集中地涌入我国，传统的中医受到极大的冲击，中医骨伤科流派要求得生存，必须进行顽强的竞争，因而清末民国初所保留下来的流派确有专长，或手法治疗，或祖传秘方，或武术气功。若无特长，恐早已被淘汰。

二、流派的发展壮大源自实践

现代中医骨伤科各流派，经过长期与西医骨科的较量和共处，必然要从西医学中吸取营养来弥补本身的不足，所以相对来说是比较现代化的，同时又能使传统医学中的特色和科学部分保存，并得到迅速的发展。

三、流派的崛起将推动中医药事业的发展

从中医药学的发展历史来分析，可以看出，由于春秋战国处于由奴隶社会进入封建社会的过渡时期，学术思想比较开放，因而诸子百家蜂起，呈现出一片百家争鸣、百花齐放的大好局面，如孔孟的儒家、李庄的道家、韩非子的法家和吕不韦的杂家等；在医学上，《黄帝内经》的黄帝和岐伯、《难经》的秦越人（扁鹊）、《中藏经》的华元化（华佗）、《伤寒杂病论》的张机（张仲景）也都先后出于这一兴盛时期。宋、金、元，是医学史上又一鼎盛时期，相继出现了河间、易水流派，刘（完素）、张（子和）、朱（丹溪）、李（东垣）金元四大家也各立学说，竞相争鸣，将中医药学大大向前推进一步。我们将现代中医骨伤科各流派再次做一整理和总结，是因为既往的骨伤学术流派随着时代的发展，有部分已融西医学的潮流中，逐渐消散；有部分继续发扬光大，不断进取，又“更上一层楼”了；有部分又重新崛起，开创了新纪元。所以有必要继续完善这项工作，使祖国医学园林里

百花齐放，这必将推动中医药事业的发展。

四、流派所含基本理论基于物质基础是科学的

由于中医学的基本理论通过大量的临床和实验研究，被证实是科学的，是有物质基础的，中医学已逐渐被世界同道所接受、所公认，而传统的中医骨伤科不论在基础理论上，还是在临床疗效上更易为世人所接受。在全世界污染日渐严重的现代，医疗上倾向于自然疗法，如针灸、按摩、推拿、中草药（非人工合成的药物）、导引气功（太极拳、气功治疗）等均受国际友人的欢迎。当然，传统的正骨手法目前尚未完全打入第一、二世界，原因在于西方的骨科同道不习惯，也不愿意接受我国的正骨疗法。但我们深信中医骨伤科必定能进入世界各国，只是时间的早晚而已。

五、流派各特点专长的借鉴与融合将为“中国骨伤科学”的形成做铺垫

西医骨科学有其特点和专长，中医骨伤科学亦有其独到之处和专长，但两者均非万能，医学领域中的许多疑难问题尚未解决，科学是无国境的，我们希望能将两者之长融合在一起，形成“中国骨伤科学”。总结、整理我国现代中医骨伤科各流派的学术思想和专长，是我们为实现“中国骨伤科学”所铺垫的一块砖瓦。

在这方面丁继华等前辈已做了大量工作，他们所著的《伤科集成》大作将中医骨伤学术流派细分为儒家伤科、道家伤科、佛

家伤科、兵家伤科、民族伤科、汇通伤科、流派伤科、导引伤科。我们认为他们的工作具有独创性，给人以启迪，可以开阔后来学者的思路，使人耳目一新，所以有必要在下面重复给予简单的介绍。

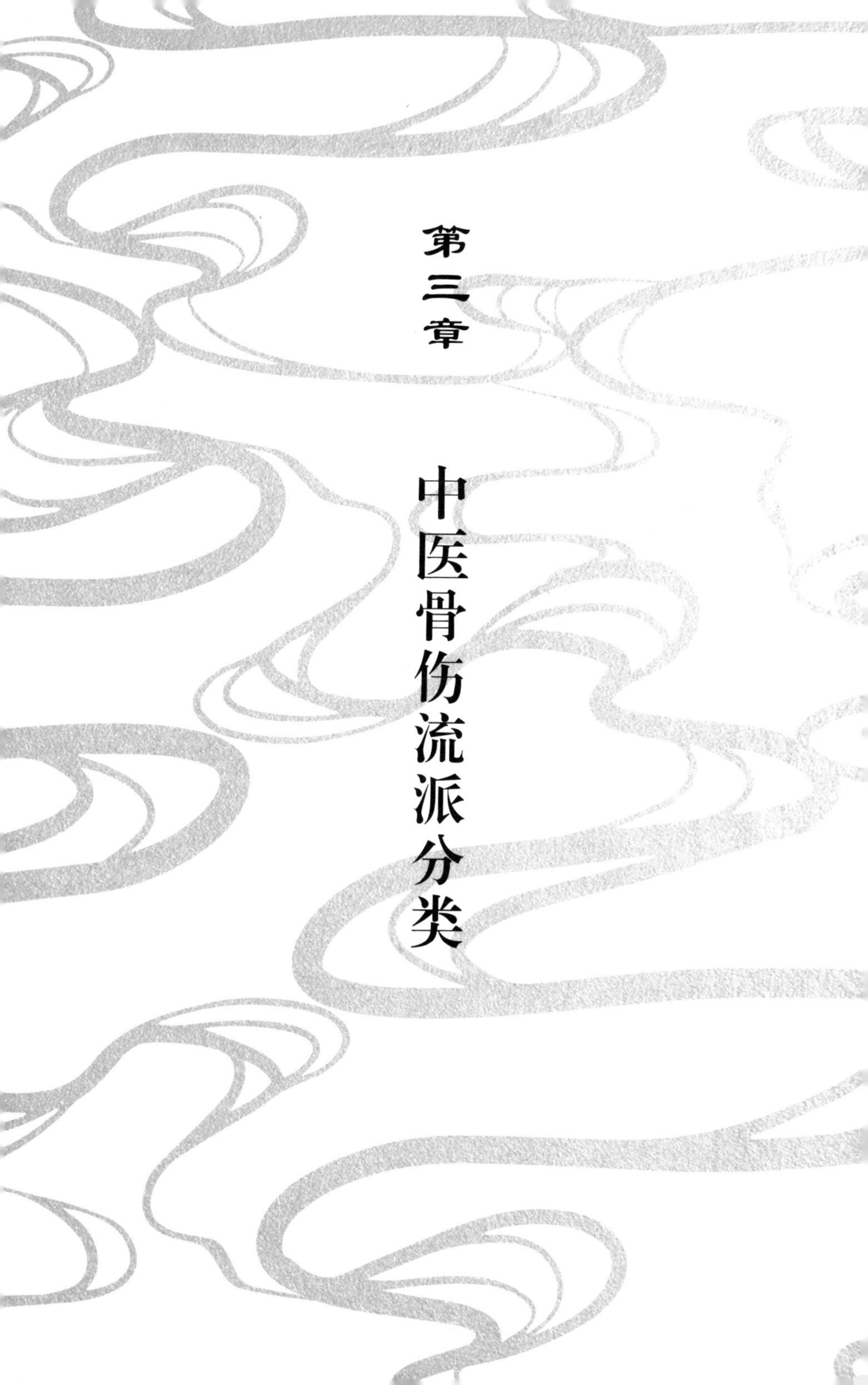

第三章

中医骨伤流派分类

第一节　儒家伤科

自孔子创建儒家之后，其影响极大，历代君王崇儒者较多，只有儒生才能中举当官，其中不少儒生不走仕途而行医，即形成了庞大的儒医队伍。他们有学问、智慧，学医快，能著书广传，易成名；但同时他们又很清高，多从事大、小方脉及妇、外等科，而将伤科冷落为江湖郎中的糊口之技。故历代儒医对伤科并不十分重视，认为是雕虫小技，下甲人卖的狗皮膏药，不登大雅之堂，不屑一顾。故自《五十二病方》后，直到唐代，才出现第一部伤科专著，即唐代蔺道人撰著的《仙授理伤续断秘方》。但该书也未被历代君王和儒家所重视，如宋代皇帝敕编的《圣济总录》和《太平圣惠方》，明代皇帝朱元璋儿子编的《普济方》和清代乾隆皇帝敕编的《四库全书》均未将《仙授理伤续断秘方》收入。同时宋、金、元三代数百年未见出一部伤科专著，还是帮助朱元璋打天下的刘伯温编撰了几本有关战伤的伤科专著。

一、儒家伤科的形成

尽管如此，但伤科的发病率、伤科的人民群众基础和重要地位不能被抹杀，社会上仍有大量的伤科患者，皇亲贵族中也不乏伤科患者，儒医也逃避不了要对伤科的问津，故有关伤科的秘方（治疗经验）和技巧散录在各医家名著之中，如医圣张仲景的《金匮要略》、张子和的《儒门事亲》、刘完素的《病机气宜保命集》、李东垣的《医学发明》《兰室秘藏》等。这些医家均为儒医，受其文化背景的影响，他们对骨伤科有自己独特的观点和见解，也有丰富的治伤经验，但由于各种因素的影响，如他们是全方位的医家，而不是从事伤科专业的医生，又如在同一时代专于伤科此门的又多为江湖郎中，儒医们又不愿与其同伍，因此儒医们治伤的技术和经验以及论述都散载在儒医们的名著中，这就构成了骨伤科的流派之一——儒家伤科。

二、儒家伤科的特点

从儒医关于伤科的论述中可以看到以下几点。

（一）伦理政治学说

儒家思想基本上是一种伦理政治学说，而“仁、义、礼、信、恕、忠、孝”等儒家道德标准则是维系这种关系的基础，这种伦理政治观又与自然宇宙规律发生了重叠，成了自然、社会、个人三位一体的大系统。因此，儒医多采用儒家伦理政治的概念表述一些医理。如“心主神明”“心为五脏六腑之大主”以及药物配伍的君臣佐使等。另如在《灵枢·通天》中“太阴之人，贪而不仁”“少阴之人，小贪而贼心”则是用人性的善恶、贪仁等儒家伦理道德来论述中医理论。

（二）唯重经典轻视实践

作为封建文化主体的儒家经学，由汉兴至清衰，一直是封建社会中最高级、最实用的学问，受其影响而形成的“重道轻器”的价值观也严重统治了人们的思想。孔子提倡“述而不作”“君子不器”，故后世经学教育唯重在经典方面做文章，轻视科学技术和生产实践，医术在古代被称为“小术”，因此儒医便将医经与经典相比附，将小术与“大道认同”，期待满足其失之东隅，收之桑榆的心理满足，这显然提高了医界的文化素养，具体到骨伤科则对其理论的形成起到了促进作用。但另一方面，由于儒医重点放在大小方脉的诊治，轻视形态研究，轻技术与实践，使骨伤科整复强调药物调理阴阳，而对骨伤疾病的诊断、治疗大有裨益的手法整复技巧、夹板固定技术及按摩、导引等功能恢复的方法均未论及，这也可以说是儒家伤科最突出的一个薄弱环节。

（三）尊经崇古限制了理论的发展

尊经崇古也是儒家思想的主要体现。孔子主张“述而不作，信而好古”“祖述尧舜，宪章文武”，故崇尚古人圣贤、尊奉古人经典在儒医的著书中随处可见，著书必引《黄帝内经》《难经》《伤寒杂病论》等经典才可体现其价值。虽然金元四大家在医学发展史上曾经起到过创新的作用，而当时及之后医家仍然尊经崇古，这在很大程度上限制了理论的发展，当然也波及了骨伤科的推进。

三、儒家伤科的作用

尽管儒医有其历史局限性，但儒家伤科对骨伤科的发展也起到了一定的作用。

（一）奠定了骨伤科病因病机学说的基础

医圣张仲景的“千般疢难，不越三条”，三条之中房室、金刃、虫兽所伤则为其一。宋代陈无择将七情所伤定为内因，六淫为害隶属于外因，金疮透折、虎狼毒虫为不内外因，即骨折、脱骱、筋伤、内伤由创伤引起的直接病因为不内外因。陈无择论述病机则以气血、脏腑、经络学说为基础，认为局部新老伤损、风寒暑湿外袭、七情忧郁内伤都引起气滞血瘀，经络阻塞，脏腑不和，而李东垣又有败血归肝的理论：“夫从高坠下，恶血留于内……血者皆肝之所主，恶血必归于肝。不问何经之伤，必留于胁下，盖肝主血故也。”伤后疼痛也从肝求之。又如《正体类要》陆道师的序中强调肢体虽损于外，但气血伤于内，营卫有所不贯，脏腑由之不和，因此不求脉理，不审虚实，简单地施法治伤，难以获效，从此强调了治伤的理论指导。

（二）提出了三段疗法

元代王好古提出：“治病之道，有三法焉，初中末也。”伤科三段疗法——早期攻，中期和，末期补即宗于此理。初治之道，法当猛峻，如伤筋折骨，病初本无阴阳，新感之病，皆当以疾利猛峻之药逐去之；中治之道，因为病得之非新非久，法当宽猛相济，当养正祛邪相兼济而治之；末治之道，法当宽缓，盖为病已久，邪气潜伏至深，而正气已微，所以当取药性平善无毒，应养血补气安中。

（三）强调重视药物调理

儒家伤科对伤科疾病的治疗强调重视药物调理。张仲景创立了辨证论治与理法方药的理论体系，制定了骨伤药物治疗通则，成为后世对骨伤早期辨证施治的准绳：对闭合性损伤治以活血祛瘀，消肿止痛；对开放性损伤治以活血止血，解毒消肿：如创口已感染，治以解毒排脓。后世又进一步发展形成了活血化瘀、养血舒筋、培元补肾等原则。这些药物治疗促进了骨伤疾病的恢复。

（四）详细论述骨病骨伤

儒家伤科对伤科疾病偏重对骨病的论述，如痹证、痿证、鹤膝风、腰痛等在许多儒家伤科的著作中均可反复看到，且较为详尽。其对于骨伤的论述则以内伤为主，即外受有形之伤后血肉筋骨、脏腑经络的变化及治疗方法。其中许多内容对今天的临床仍有指导意义。

总之，对儒家伤科的内涵，我们还有必要进一步进行探索和研究，对其论著中有益于伤科体系的理论、病机、脉理、治则要继承下来，并把古代伤科专家的经验和现代伤科的实际情况结合起来，以促进中医骨伤科的发展。

第二节　道家伤科

古代哲学，儒、佛、道、诸子百家在历史的长河中，各家学说都是阐明各自对宇宙事物的认识和理解，如何治理国家，发展社会和生产，提高人民生活和文化素养。仅就儒家所排的次序说，是有关如何诚意、正心、修身、齐家、治国、平天下，甚至包括世间一切事物的认识和评价及如何适应和处理。但在各家诸学说中，对我国传统文化最有影响力的是儒家学说和道家学说。对我国传统文化研究造诣颇深的梁漱溟先生曾说："中医理论及其治疗方法、一切措施，无不本于道家对于生命生活的体认。"(《东方学术概观》)

一、道家学说概况

道家，是指春秋战国时期兴起的以《老子》《庄子》为代表的哲学流派，其以"道"的学说为中心。道教，则是在我国古代文明基础上不断总结提高发展起来的宗教，也是我国土生土长的宗教。既然是宗教组织，它就要有教义和教徒，有崇拜对象，有戒律，且有一定的经济实力。道家崇信黄老学说，起源于古代巫觋的神鬼观念和神仙方术。道教形成于东汉顺帝时代，由张道陵创"五斗米道"，奉老子为教主；张角创"太平道"，奉《太平头领书》为主要经典。其后经晋代葛洪、北魏寇谦之、南朝陆修静、宋代张君房及金元时期王重阳、邱处机等先贤的努力，不断吸取儒家、佛家和诸子百家有益于道教发展道德观念、思想方法、宗教仪式，并对道家学说等内容进行不断的改进，形成了颇具规模的道教文化。道教，以道家学说为依奉，奉老子为教祖，以道家著作为经典。道家学说在道教成立以前，多在社会上层士大夫阶层中流传。自道教成立，扩大了道家的影响，使它逐渐深入底层民众中去。为了在本文后面便于论述，我们将道家和道教两个有浓厚亲缘关系的学说统称为“道家”或“道学”。

二、道家论“道”

道家以“道”的学说为中心学术思想，认为“道”是天地万物的本源。《老子》说：“有物混成，先天地生，寂兮寥兮，独立而不改，周行而不殆，可以为天下母，吾不知其名，字之曰道。”其认为“道”为万物的主宰：“道者，万物之奥。”“道生一，一生二，二生三，三生万物”，认为宇宙万物都是道演变而来的。如说“道”，“独立而不改，周行而不殆”，“无状之状，无物之象”，“视而不见，听之不闻”，又认为道是永恒存在的，不能被直接感知。如“道法自然”，“莫之命，常自然”，可认为“道”有客观的自然规律的含义。说“道常无为，而无不为”，“道生之，德蓄之，物形之，势成之，是以万物莫不尊道而贵德”，认为“道”是人们一切活动的依据，“道”以“无为”的方式生养万物。“道”所谓“无为”，不能作通俗的“无所作为”来解释，而是不能违背事物发展的客观规律，而以人们主观意识和愿望，勉强而做出不应当做的事。所谓“无不为”，是顺应客观规律而有所作为，取得事半功倍的效果。道家思想本身富有鲜明的辩证色彩，它继承发扬了传统的阴阳哲学，且在发展中吸取了当时的五行学说，尤其是对“易经”学理的吸取和发挥，认为一切事物都有相互对立的两面，相互依存，相互转化，提出“万物负阴而抱阳”“有无相生，难易相成”等。道家在生命观念和对待生命的延续问题上采取的是积极的进取态度。

三、道家和儒家学术同源互补

中国古代宗教、哲学、科技、学术之间，既有其独立性的体系和不同的特点，也有相互交流和渗透之处，古代的道家和儒家也如上所说，是在相互影响中发生、发展的。儒家宗“易”学之乾刚，主阳主动，主用世，为刚健有为的进取精神；道家遵“易”学之坤柔，主阴主静，主隐逸，追求伦理、恬淡适性、飘逸脱俗、通达世变、安详平和、老成练达、随遇而安。所以说道儒二家虽然趋向各异，但也是中国哲学互补结构，构成我国传统文化的重要内容。

汉代汉武帝“罢黜百家，独尊儒术”，儒家学术地位上升，成为不可一世的国学，但道学并没有完全被“罢黜”，而是如影随形地退居次要地位，儒兴道隐。唐代，老子被唐高宗追增为太上玄元皇帝，广建道观，并将《老子》《庄子》列为科举考试项目。当时的仕宦文士多是兼习儒学和道学，如唐代罗隐撰《两同书》云：“以老子修身之说为内，孔子治世之道为外，会其指而同原。”说明了古代儒、道对人们思想的影响，以及儒道互补的情况。近代梁漱溟先生在《东方学术概观》中议论此事说：“儒家道家同于人类生命有所体认，同在自家生命上用功夫，但趋向各异。儒家为学，本于人心，趋向此心之开朗，以达于人生实践上之自主、自如。道家为学，所重在人身，趋向此身之灵通，而造乎运用自如之境。”他又说：“心也，身也，不可分而可分。人与人之间从乎身则分则隔，从乎心则分而不隔。人类有个体生命与社会生命两面，而社会一面实为所则重……孔子关心当世政教，汲汲遑遑，若不容已；而老子反之，隐道幽栖，竟莫知其所终。学术上所以分明两途者，即其一从心，其一从身之异也。然两家学问功夫入手处又无不人心之自觉。”梁漱溟先生将儒学称为“心学”，侧重于人的社会生命；将道学称为“身学”，侧重于个体生命。有学者将儒学归纳为中国文化的正面，道家学说为负面，认为二者构成一个正负共轭的意识形态结构，从而形成了有强大凝聚力、应变力、吸引力的哲学学术思想，并对中国数千年文明做出过巨大的贡献。仅就道家文化来说，鲁迅先生曾精辟地指出：“中国人的文化根柢全在道教。”道家道教文化，对中国的哲学、政治、文学、艺术、科技、民俗等各方面都产生了不同程度的影响。一般说来，儒家重视伦理道德、仁义礼乐，注重政治上出世用世，对生产和科技重视不够。佛家追求幸福的彼岸极乐世界，超脱轮回，对现实社会的科技发展不甚关心。而道家却重视现世人生，重视生命生存，想从社会的实践中、自然物质中、精神修养中寻求长生成仙的途径和方法。

四、医道同源

道家炼养的目的在于长生久视，非常重视现世的健康，便自觉不自觉地涉足古代科技领域，对古代流传的药学、医学、生理及养生法中的行气、导气、服食、房中、防病治痛等术潜心研究和实践，逐渐形成了道家着重的理论和医药知识，从而在疾病的诊疗认识和药物性能，以及各种养生方法方面积累了许多宝贵的资料，形成了有道家特色的医药学。这些医药、养生、延年益寿等方面对中医学的影响更为深刻，因为道家所追求的目标是“长生久视”。在早期老庄道家，其对生命观的认识是养生于无欲无为之中，对生死采取顺应自然的态度，但也强调“我命在我不在天”积极的养生延年。其“无欲无为”的思想基于控制自己的欲望，不做非分之事，不损人利己，不损人不害己，不争，不弃，顺势而为，应时而动，内心清净、坦然。这是一种人生态度，在生命面前，天下苍生一律平等。而后黄老道家们受神仙家的影响，演变为以“长生不死”，“羽化登仙”为目标。为达到此目标，好于斯道的道家学者们在数千年的历史长河中殚精竭虑，努力寻求不死登仙之道。他们通过各种修养和炼养的探索，积累了不少失败的经验和渺茫的曙光。

五、道家广收博集

道家通过多年的研究和实践，对古代先贤智者们长生延年的方术积累了大量方法和经验，他们博采众方汲取精华，不偏执一方一法，全面推行多种道德修养和养生之道。这种博采众长的思想方法和所积累的养生经验在客观上为中医药学、养生学、古代化学等的发展做出了巨大的贡献。

其他如导引，是运用四肢、躯体，包括行、立、坐、卧等各种姿势，将运动与呼吸调节相配合，使血气通畅，益寿延年，祛除和预防疾病。导引在秦汉时已大为流行，下面进行简单介绍。

内丹术是道家重要的一种修炼方法。其以“人身一小天地”的“天人合一、天人相应”的思想为理论进行性命的修炼，以人的身体为鼎炉，修炼“精、气、神”等而在体内结丹，达成强身健体，提高人体的生命功能，甚至“成仙”的目的。元代陈致虚《金丹大要》曰:“是皆不外神气精三物，是以三物相感，顺则成人，逆则生丹。”

内家武术静功与动功的练习以强身健体为目的。静功主静，普遍的练习方法有打坐、站桩，动功则以拳架为主。静功与动功是一种相对的观念，一般来说，静功主练性，外静而内动，最终目的是“入静”，常用有听息、坐忘、守一、数息等。动功主强身，外动而内静，目的是通过“动”而达到强身健体的目的，包括各种体育锻炼、气功功法、武术等。静功和动功相辅相成，缺一不可，是内炼养生的不二法门。

五禽戏是以模仿动物动作和神态为主要内容的组合动功。“五”是一个约数，并非限于五种功式;“禽”指禽兽，古代泛指动物;“戏”在古代是指歌舞杂技之类的活动，在此指特殊的运动方式。《庄子》中有“熊经鸟申，为寿而已矣”等载述，是属

“五禽戏”原始功法之类。五禽戏动作比较简单，运动量比较小，适合年老体弱者选练。

八段锦功法是一套独立而完整的健身功法，起源于北宋，距今已有 800 多年的历史。现代的八段锦功法分为八段，每段一个动作，练习无需器械，不受场地局限，简单易学，节省时间，效果极其显著，适用于男女老少，可使瘦者健壮，肥者减肥。

太极拳，是以中国传统儒、道哲学中的太极、阴阳辩证理念为核心思想，集颐养性情、强身健体、技击对抗等多种功能为一体，结合易学的阴阳五行之变化、中医经络学、古代的导引术和吐纳术而形成的一种内外兼修、柔和、缓慢、轻灵、刚柔相济的中国传统拳术。

八卦掌，又称游身八卦掌、八卦连环掌，是一种以掌法变换和行步走转为主的中国传统拳术，是中国传统武术当中的著名拳种之一，流传很广。八卦掌将武功与导引吐纳融为一体，内外兼修，不仅有强身健体之功用，而且能够锻炼攻防搏击的技能。八卦掌技法以实战为主，同时在强身健体、祛病延年上有独特的功效。

综上所述，这些功法拳术延续至今，都成为人们强身健体、防病治病锻炼身体的好方法。

六、道家学术外传

道家学说和中医学在隋唐时代大量地传到日本、朝鲜等国，公元 889—897 年康原佐世撰《医家方》已录有《调气导引方》

《太清经》《太清金液丹经》等。公元 982 年日本医家丹波康赖撰《医心方》介绍数十种养生书籍，包括老庄著作及《嵇康养生要辑》《抱朴子》《太素经》《千金方》等。而今，世界有更多的发达国家亦很重视研究道家学说和医学养生方法。

七、道家学说与中医根柢

道家学说是我国传统文化重要的组成部分，其对中医学的影响很深。中医学的形成是吸取了先民数千年养生、疗疾、治伤、防病的经验，去粗取精、分析、归纳，并在道学、儒学以及诸子百家的哲学思想中汲取丰富的思想方法和营养。而在中医基础经典著作之中，随处可见道家学术的痕迹。

八、《黄帝内经》与道家学说的关系

现仅就中医基础理论的中心问题“气化”说明道家思想对中医的影响。

关于“气”：“气”字在中国哲学里是重要的基本范畴，散载于古代政治、军事、经济、文化等各领域之中。而在中医学的理论中，“气化”的范畴具有核心理论的地位。其最早在《老子》的第四十二章中使用，如“万物负阴抱阳，冲气以为和”，即与“阴阳”这一范畴同时使用。老子的弟子所撰的《文子·下德》又说：“阴阳陶冶万物，皆乘一气而生。”《庄子·知北游》中说：“人之生，气之聚也，聚则为生，散则为死。”《庄子·至东》中又说：“杂乎芒芴之间，变而有气，气变而有形，形变而有生。”

其将气引入以解释人之生死，认为气与形、与生命的关系紧密。

《素问·宝命全形论》中说："夫人生于地，悬命于天，天地合气，命之曰人。""天覆地载，万物悉备，莫贵于人。人以天地之气生，四时之法成。"由此可见，中医学《黄帝内经》也从中汲取道家这一人体学术思想，但并不是一味搬用，而是结合人体的基本结构，以及机体对疾病的一系列变化等因素，从而撷取其精华，并在此基础上加以推论、演绎、归纳、发展，化而用之。如《灵枢·决气》加以分类应用，如"人有精、气、津、液、血、脉，余意以为一气耳"。同时《黄帝内经》又在气的基础上，按生理功能、性质和分布，将"气"分门别类和分别命名，如天气、地气、人身之气、真气、元气、营气、卫气、正气、邪气等等，这些都是中医学在气的基础上的发挥和进步。在气的运动形式上，《黄帝内经》谈到气的盛衰、出入、升降、顺逆、上下、交变、往来、居留、正平、闭塞、郁结、泄涩、和平、迎随等，并分析气的多少、有余和不足，厚薄、温凉等量和质的差别。如《灵枢·营卫生会》记载了"人受气于谷，谷入于胃，以传与肺，五脏六腑，皆以受气，其清者为营，浊者为卫，营在脉中，卫在脉外，营周不休"的生命授受营养过程。

九、道家朴素的辩证法与《黄帝内经》

道家朴素的辩证思想方法也大量地被中医学吸取、消化、整理和应用。如道家最早的文字记载《老子》，写出了许多充满智慧的辩证思想方法，是中国智者辩证思想的先声，对中医学的成长和发展起到了重大的作用。《老子》列举了数十对对立的范畴，如祸福、生死、上下、大小、主客、正反、进退、静躁、刚柔、强弱等等，并进行了非常高度智慧的论述。而中医学《黄帝内经》应用两极和对立的语义来描述生理、病理、诊断、治则等，如天之动静、气之先后、气之盛衰、病之逆从、六腑之强弱、病之新故、察其浮沉、调其虚实等等，这些深层次的逻辑思维深受道家思想的影响。列宁在黑格尔《逻辑学》一书摘要中说："自身的否定性是一切活动的内在泉源"。《老子》较早地看到了事物差别的相对性和转化的绝对性，如"祸兮，福之所倚；福兮，祸之所伏""曲则全，枉则直；洼则盈，敝则新；少则得，多则惑"；也认识到由量变到质变的积累效应，如"物壮则老""兵强则灭""木强则折""为之于未有，治之于未乱。合抱之木，生于毫末；九层之台，起于累土；千里之行，始于足下""图难于易，为大于细"。《老子》已经深入到事物矛盾转化之客观辩证法，这也是道家学说给予整个中国文化以及中医学辩证思想的深刻影响。如《素问·五常政大论》云"阳和布化，阴气乃随"。《素问·六微旨大论》记载："高下相召，升降相因，而变作矣。""故非出入，则无以生、长、壮、老、已。非升降，则无以生、长、化、收、藏。是以升降出入，无器不有。"《素问·阴阳应象大论》和《素问·天元纪大论》中也述及矛盾转化，物极必反的道理，如"壮火气衰""阳胜则热，阴盛则寒，重寒则热，重热则寒""重阴必阳，重阳必阴"和"动复则静，阳极反阴"。

《黄帝内经》也采用了《老子》的自然法则和调节平衡的规

律。如《老子·第七十七章》云："天之道，其犹张弓欤？高者抑之，下者举之；有余者损之，不足者补之。"而中医学大量地应用调节平衡，如《素问·至真要大论》说："谨察阴阳所在而调之，以平为期。"该篇又载："寒者热之，热者寒之，微者逆之，甚者从之，坚者削之，客者除之，劳者温之，结者散之，留者攻之……"不仅如此，中医学且辩证地将其运用于治疗法则之中，如《素问·阴阳应象大论》载："因其轻而扬之，因其重而减之，因其衰而彰之。形不足者，温之以气；精不足者，补之以味。其高者，因而越之；其下者，引而竭之……"因疾病的质和量、体质的强和弱不同而采用不同的平衡法则来进行施治等道家辩证思想和自然观，在中医学中随处可见，限于篇幅，不再列举。

十、道家与骨伤科

仅就以上几点可看出道家的哲理对中医学的基础理论有巨大影响，因此中医骨伤学这个中医学中的瑰宝自不能例外。在中医学基础理论的指导之下，中医骨伤学在病因病机、诊断治疗和指导临床的专科理论上，有其他科不具备的专科特色，这些特色也受到了道家学术的影响。更有甚者，在中医骨伤学的启蒙和发展的古代，有很多高明的道家学者直接参与，广收博集民间对伤病诊治经验的一鳞半爪，并采用归纳，总结升华，论述提高，给后世骨伤科学术的发展起到了很大的促进作用。如东晋的葛洪、唐代的孙思邈、明代的异远真人、明末清初的张三丰等，都是著名的道家学者，他们对骨伤科的贡献巨大。

第三节　佛家伤科

印度佛教自传入中国后，其中许多教义已被中国化了，同样在医药方面，佛家与中医学也互相渗透，互相促进。我国历代修医及崇信佛教的医家，在行医济世的同时，留下了丰富的医疗经验和独特的方药，涉及内科、外科、骨伤科、妇科、儿科、五官科，其中以伤科最为显著。佛家伤科方药，因寺院规矩，秘不传世，为“技击家所密”，历代医家受儒风影响，对伤科不屑一顾，其著述不能付梓，难登大雅之堂，故世人鲜闻，研探亦稀。以下就其渊源、基础理论、诊治特色进行研探，旨在继承、发扬、发展中国骨伤事业，造福人类。

一、佛家伤科的形成

佛教源于古印度，于两汉之际，经西域传入中国。其初期流传缓慢，到东晋十六国时趋于繁荣，南北朝时，佛教学派涌现。佛家寺院古称“寺刹”“梵刹”“僧刹”“兰若”等，大多建在深山野岭或郊外山庄，如唐杜甫诗曰“兰若山高处，烟霞嶂几重”，还有的凿石窟为寺，可见生活环境险劣。僧侣在与大自然的搏斗中生活艰苦，易造成创伤；且要苦修行，健身护寺，练功习武，拳打脚踢，难免受伤；自我救护，自摸自捏，寻医辨药，因此产生佛家医药，包括伤科。魏晋南北朝时期，僧侣中已有名医。如晋代岭南医僧支法存善疗脚气，撰著《申苏方》5 卷（已佚），内容涉及内、外、儿各科。南朝宋齐竺潜（法深）（公元 285—374 年）精于医，著《僧深药方》（或称《深师方》）30 卷（已佚），部分幸存于《外台秘要》和《医心方》中，其中有不少伤科方药。《僧深药方》记载了“疗从高坠下伤内”蓄血方、“疗堕落瘀血”汤方、“疗折腕伤筋骨”膏方、“蹉跌仆绝”急救方药、“预备金疮”散方等，是中国佛教医学中较早记载骨折、筋伤、内伤、金疮的方书，标志着中国佛家伤科的产生。

二、佛家伤科的渊源

中国佛教经公元 4—5 世纪的流传后，隋唐是中国佛教的鼎盛时期。隋代医僧梅师，号文梅，撰著《梅师方》和《梅师集验方》（已佚），其内容于后世医书《证类本草》《医垒元戎》《伤科汇纂》等中可见其斑。《梅师方》载有治从高坠下、伤损筋骨、疗金创作痛及出血方药，载有治疗因疮中风、牙关紧噤、腰脊反张、四肢强直的“破伤风”，以及治疗动物咬伤的方法。由此可知，佛家伤科已积累了一定的治伤经验。

（一）佛教传入中国

公元 495 年，印度僧人跋陀前来嵩山落迹传教，因而修建少林寺。公元 527 年，印度高僧达摩到嵩山传授禅宗，面壁九年，静坐修禅，继而创动功活身，遗有《诸导气诀》和《易筋经》

《洗髓经》传世。这些功法虽然称不上武术，但是为少林武术的形成奠定了基础。隋末，少林寺武僧昙宗、志操、惠玚等十三人协助李世民平定了王世充。唐初昙宗被封为大将军，其他十二位因“危时聊作将，事定复为僧”。少林寺因此受到惠赐，将兵器带进了寺院，拥有武艺高强的僧兵五百多人，开创了少林武术的新时期。“武以寺名，寺以武显”，“历代高僧大都法、武、医兼通，效国利民，名闻于世”(《少林寺秘方集锦》)。昙宗、惠玚善于伤科医术，开创了少林武术伤科，少林伤科至明清时得到大发展，形成了少林伤科学派，成为佛家伤科之代表。

约公元7世纪，佛教直接传入西藏后，与当地的土著宗教相结合，形成了一种新型的佛教——藏传佛教。唐代西藏佛教医学发展迅速，马哈德哇（约于7世纪中叶）将文成公主带入西藏的医著译成《医学大全》(藏文名《门杰钦木》，已佚)；此后应邀入藏的大食名医嘎列诺著《头伤治疗》；马哈也那（大乘和尚）在传法的同时，汇综藏文医书，辑《月王药诊》，载录人体的骨骼构造及测量尺寸。藏传佛教僧人宇陀宁玛·元丹贡布通过实践，总结藏医药临床经验，继承上述各著精华，著成《四部医典》，载有各种创伤治疗方法。据《集异记》记载，唐代西域僧人曾为“唐河朔将军邢曹”手术取出肩部“飞矢”，并敷药，不旬月而愈，可见佛家创伤外科具有一定的水平。

（二）少林习武伤科发展壮大

五代以后，中国佛教在衰微中延续。五代十国时期，高僧福居特邀十八家武术家到少林寺演练三年，各取所长，汇集成《少林拳》，少林武术得以发展，同时也促进了少林伤科的发展。当时著名的僧医有福居、智广。智广（公元920年卒），精于伤科，尤熟谙人体经脉，善点穴治病，凡筋脉拘挛、跌跛损伤之类，皆以竹片为杖，捆其痛处，或兼施药液外搽，丸散内服，常获立愈的效果。

宋、金、辽时代，佛教得到当时统治者的保护、支持。宋太祖得少林真传，传下少林洪拳；岳武穆王的岳家枪法源于少林。宋军阵中的医者多属少林伤科，少林伤科在金创方面得到了进一步的发展。宋代有不少僧医擅长伤科，并有著述。如文宥精于医，善望诊，“隔垣而知之”，观面色洞知病之所在，著有《必效方》3卷（今佚）。据《百一方》记载，壕梁灵泉寺有僧传治打扑伤损。南宋医家稽幼域，师从少林武医，后护驾到浙江临安，悬壶为医，传艺授徒，创“山阴下方寺院西房伤科”，著《秘传伤科》，为寺中传钵，成了浙江著名的伤科世家。可见少林寺武医已传于民间，并在民间繁衍。

元代，元世祖忽必烈崇喇嘛教，奉名僧为帝师。少林寺和皇室关系密切，宪宗、世宗曾敕命少林寺住持福裕在当时河北蓟县盘山，以及长安、太原、洛阳等分别建少林寺五座。少林武术基地大发展，少林武医也得到发展。元代出名的伤科僧医有石岩、宗发。约公元11世纪，高僧阿狄夏著《头部伤固定治疗》，可知当时的颅外科诊疗已经达到了一定的水平。

明代，明太祖出身僧侣。明代南倭寇侵扰，总制胡宗宪亦用少林僧兵抵御外侵。抗倭名将俞大猷也曾到少林寺传授棍术，各显神通。少林月空和尚率僧兵赴东南抗倭，自备军中急救良药，如少林行军散、八珍丹。少林著名僧医有智正、智淳。智正收集明以前寺院的有效秘方，编著了《少林寺秘方》，墨本秘不外传。明嘉靖二年（1523），异远真人的《跌损妙方》问世，少林伤科的真传秘方为世人所知，其后众多伤科学家皆宗其说，从而形成了少林伤科学派，成为中国骨伤最有特色的流派之一。

自北魏到明清，少林寺屡经敕建，遍布南北，数达十余座。明末清初，福建少林寺成为反清复明的秘密基地，屡遭清廷镇压，寺院被焚烧，佛教洪门众徒四方逃散，从而分布大江南北，他们自立门户，广收徒弟，少林武术、伤科在民间发展。这时期，伤科秘方著述传抄甚多，其法多宗少林伤科，师承有异，有所发挥而分支。著名僧医有字宽、湛举、湛化、南洲、本园、了然、毛公、太双、梅亭等。湛举、湛化两位僧医进一步补充、完善整理少林寺伤科秘方为《少林跌打损伤秘方》，制成木刻版，藏于法堂，但后被焚。南洲和尚师承完达祖师，再传张梅亭、春亭，擅长正骨术，《伤科汇纂》收录其整复肩关节脱位的新法经验。本园僧医（公元1772年—？）收集编著《汇集金鉴》2卷，其中有伤科方。了然僧尼（公元1796—1820年）精于武，通于骨伤。少林寺毛公著《五论图》，少林寺法莲仙师太双著《跌打损伤方》。清代胡廷光于1815年编著《救伤秘旨》，辑其祖传方《陈氏秘传》，冠以“少林寺秘传方”，实为异远真人处方的加减。江考卿1840年著《江氏伤科》，赵廷海1851年著《救伤秘旨》，均为异远真人学说的演进。

清末以后期间，著名僧医有淳济、寝勤、贞俊、侦绪、恒林、妙月。民国年间，卢俊善武精医，著《少林秘真球囊》。妙月（公元1883—1944年）任泉州崇福寺住持，以寺行医，擅长跌打损伤。此外清代还有无撰著者的撰述《少林寺伤科秘方》《少林真传伤科秘方》《少林寺跌打损伤奇验全方》，民间有《少林寺十二时辰十二穴秘方》《少林寺军阵伤科秘传》《少林寺跌打伤科万应方》等流传。以上文献为我们研究佛家伤科提供了宝贵的资料。

20世纪80年代，少林寺成立少林拳谱编写委员会，少林寺第36世住持德禅法师，将自己六七十年的临床经验，结合寺院僧医的验方、秘方、单方，传授给皈依弟子德虔，先后整理、编著了《少林寺秘方集锦》《少林寺伤科秘方》《少林点穴法》等书，全是少林秘藏，惠国利民。这是少林寺僧医伤科的结晶，从中可领略少林寺伤科的治疗水平概况，了解少林伤科的治疗特色。

（三）其他伤科的发展

在现代中医骨伤科界中，与佛家伤科有渊源的医家不少，如上海的王子平、施镇昌、魏指薪，广东的何竹林、蔡荣、李广海，福建的林如高、章宝春，四川的杜自明、杨天鹏，河北的李墨林，北京的刘通信、刘寿山等。他们继承师传，发扬其特色，为发展中医骨伤事业做出不少贡献。

纵观近 2000 年佛家伤科的发展史，其产生于魏晋，成长于唐宋，形成于明，发展于清；其不受佛教在中国流传的兴盛、衰退的影响；其与武术、战争发展息息相关；历代高僧武医相兼，其处方遣药多遵中医理伤；其为中华骨伤科的一个重要组成部分，值得研探、发扬。

三、佛家伤科的理论

佛家伤科的基础理论仍以中医学的解剖学说、气血学说、经络学说、藏象学说、阴阳学说为基础理论，尤重前三个学说，明清时期新创立了伤科子午流注学说、易理伤科学说。武医结合是佛家伤科的一大特点，其基础理论可见于武术、气功诸著作中。

第四节　兵家伤科

最古老的伤病是人类与自然界做斗争时遭受的损害，如风雨、水火、雷电、虎豹、蛇虫等因素。待到奴隶社会时，由于产生了掠夺和战争，不可避免地要发生战伤，于是相应地要出现治创的伤科，而促进伤科的发展因素却与部落之争，与改朝换代的战争有密切的关联。自春秋战国至明清，数千年中战争从未间断，照理说传统的伤科应该得到较快的发展，但为何在浩如烟海的古籍中，伤科专著却寥若晨星？如目前出土的我国现存最早的方书《五十二病方》，它虽非伤科专著，但其中治伤之方就有十八方，占全书的三分之一还多。其中的“诸伤”就是指人体受金刃、竹木、跌打等破伤。嗣后，直至唐代方出现我国第一部伤科专著，即蔺道人撰写的《仙授理伤续断秘方》，但也未被《唐史》和《四库全书》所认可收录。其后历经宋、金、元数代，均未再现伤科专书，这可能与伤科医家均非儒医，治伤之术属江湖郎中的雕虫小技，不能登大雅之堂有关吧。

一、兵家伤科源自战争中刀箭枪伤的救治

随着社会的发展，历史从奴隶社会进入漫长的封建社会时期，兵器逐渐改进，伤情也有所变化，如兵器除了刀矛以外还增加了箭镞，甚至箭头上还涂抹毒药，从隋、唐、宋、元时期的一些医书中仍然可以看到一些治疗金刃箭镞入肉的方法和药物。唐代孙思邈在《备急千金要方》中就单列了金疮一节；王焘的《外台秘要》是一本在当时既总结当代，又归纳前人经验的著名医书，他就收集了不少伤科内容，诸如“金疮禁忌序”及“金疮续筋骨”“金疮止血”“金疮生肌”“金疮止痛”等方。宋代的两部代表作《太平圣惠方》和《圣济总录》中均有专门论述金疮的章节。特别是在元代时，成吉思汗征跨欧亚大陆，刀枪弓箭用得更多，故元代当局还专门设置了“正骨策金镞科”，当时著名的医家危亦林在其著作《世医得效方》中就专门撰写了一卷有关“正骨策金镞科”的论述和治疗方法。明代的《普济方》一书中专列有“金疮门”；清代的《医宗金鉴》中关于“金疮”的许多论述放于《外科心法要诀》中。

古代在治疗战伤时，多以“损伤之证，专从血论”作为治伤的基本理论。除了战伤引起的亡血需以补法为主外，其他诸伤均以攻下为主。攻下派大医家张子和的下法在治战伤时有其独到之处，特别是大黄在治战伤上是不可缺之药味。它既可荡涤败血，又可破血逐瘀、消肿止痛，此为邪去元气自复。有些兵家伤科医家不论伤势如何，一味用大黄攻下，以致产生不少副作用。如明代徐彦纯在《玉机微义》中对打扑金刃损伤就有这样的介绍：“损伤一证，专从血论……须分其有瘀血停积而亡血过多之证……若金刃伤皮出血或致亡血过多，二者不可同法而治。有瘀血者，宜攻利之。若亡血者，兼补而行之……”在举治疗战伤的病例时，徐彦纯又云：“顷见围城中军士被伤，不问头面、手足、胸背轻重，医者例以大黄等药利之，后大黄缺少，甚者遂以巴豆代之，以为不于初时泻去毒瓦斯，后则多致危殆……殊不知大黄之药，惟与有瘀血者相宜，其有亡血过多、元气胃气虚弱之人不可服也……”

此外，治战伤不可缺柴胡。柴胡为厥阴、少阳两经之引经药，具有升清阳、降浊阴之功效。因柴胡能升能降，故不论伤在上、中、下何部均应投用。战伤的主要病机为血瘀与气滞，血瘀则阴气不舒，气滞则阳气不达，而柴胡治伤时为血中之气药，治经时为气分之血药，且能开郁散滞而通达上下，疏利气机，调和升降，故柴胡在治战伤中占有重要地位。另外在治兵家伤科金疮刀斧伤时专用白蜡涂伤处，并用布帛包裹之，二三日即愈，盖白蜡极凉，既能止血止痛，又能结口，古兵家伤科专家评其曰：“今军旅中无它药，惟专备此，诚妙品也！”

二、与战伤相关的医书

在发明文字之前，人们就遭受着天灾兵灾，但治创经验无法记载。待有文字时，历代医书均记载和描述了治疗创伤的方法和理论，但绝大多数的论述均散录于浩如烟海的古医籍中，不便一一记述。现仅选择几本与战伤关系比较密切的医书加以评述。

（一）华佗治金疮的记载

史书和医书都有关于华佗治金疮的记载，关云长箭镞伤的“刮骨疗毒”是否华佗所为，仅是演义中的故事，未经考究，无法证实，但华佗曾治愈过军中李成、梅平等将领的战伤，被曹操迫使随军侍医的经历确有记载。《华佗神方》可能是托名之著，姑且将其列入兵家伤科之中。

（二）明代时的伤科专著

从明代开始，在骨伤科史中出现了第二批伤科专著，如异远真人的《跌损妙方》、刘基的《金疮秘传禁方》等，但前者虽为伤科专著，却非兵家伤科，而后者所编撰的专著确属于兵家伤科。刘基，字伯温，系元末进士。朱元璋打天下时，刘伯温曾任国师，为了使受伤官兵的战伤及时治愈，他号召天下的医师和百姓为战争早日取得胜利献出自己或家藏的治伤秘方。他虽非医师，但却亲自动手将所收集到的秘方编撰成册，供军队所用。故刘基所编撰的医书实属野战外科，即属兵家伤科范畴。目前我们所收集到的三个本子，如《金疮秘传禁方》《刘伯温先生跌打损伤秘方》和《秘传刘伯温家藏接骨金疮禁方》等（传说民间可能还有其他版本），均署刘伯温之名，可以看出此书影响之大。

（三）清代时的伤科专著

在清代诸伤科专著中，流传最多的要推少林伤科。如《少林寺伤科秘方》《少林真传伤科秘方》《少林寺跌打损伤奇验全方》《少林跌打内外伤秘方》《少林寺张大周秘传良方》《少林跌打损伤方》《少林寺真传刀伤药本》《少林寺存下班中跌打妇科万应良方》《少林寺伤科三卷》《少林伤科治要集要》和《少林秘传》等十数本之多。有关少林伤科的专著属于佛门医学范畴，我们将其列入佛家伤科一章中。事实上，少林伤科是少林武术的衍生产物。少林寺僧人最初习武的目的旨在健身、护寺。由于隋代末年少林寺武僧曾助李世民打天下，明代东南倭寇侵扰中华，总制胡宗宪亦用少林僧兵抵御过外侵（史书《豫乘识小录》对隋、明二事均有记载），之后少林寺遍布南北，少林武术普及中华，少林伤科广泛流传于兵营之中，故少林伤科也演变成兵家伤科了。

（四）曾遗失的伤科专著

从日本复印回来的遗失已久的《急救军门秘方》，为明代吴文炳所撰著的军阵伤科专作。该书将前人疗伤之精华汇集成犹如战伤备急的手册，确系一本直接署名军阵（野战）伤科的专著。书中对治金疮、箭镞、跌仆坠马、接骨、筋伤、战伤感染和破伤风特殊感染等均有较大篇幅的记载，治伤的方名中也直截了当地以军方为名，如“伯颜丞相军中方”专治刀箭刃器所伤，又如“军中一捻金”专治金疮伤破出血。另外，诸如“军中第方”“出箭方”“金枪出血方”“梁阁老治金疮出血不止方”等均为专用的野战伤方。由于军中战伤其特点为伤员成群，且多为急症，以复合伤为多，故要求抢救手段简便，药源易得。如军营中战伤创口多用白蜡敷涂伤处，并用布帛包扎止血，故古兵家伤科专家评白蜡曰：“今军旅中无它药，惟专备此，诚妙品也！”有些专家认为，治疗军中损伤亦当专从血论，主张攻下，多用大黄、芒硝、三棱、莪术来荡涤败血、破血逐瘀、消肿止痛，一时间攻下派占主导。也有一些兵家伤科专家认为，如前文提到的明代徐彦纯在《玉机微义》中认为，军中损伤“须分其有瘀血停积而亡血过多之证……若金刃伤皮出血或致亡血过多，二者不可同法而治。有瘀血者，宜攻利之。若亡血者，兼补而行之”。战伤皮破血往外出，内伤血向里流，亡血过多，元气、胃气虚弱而一味强调攻下，则夺命矣。

（五）古代医家的伤科专著

此外，不少古代的著名医家曾是行武出身，因此其著作中或多或少地反映出一些兵家伤科的治方和经验。如著名医学家张介宾，字景岳（公元1563—1640年），原籍四川绵竹，明初以军功世授绍兴卫指挥，曾撰《景岳全书》。又如《疡科选粹》的作者陈文治，系明代医家，浙江嘉兴人，幼学书，长而学剑，为塞外名将军，于医之一道，尤精妙如神，公元1628年著《疡科选粹》。《济阴纲目》《济阳纲目》的作者武之望，陕西临潼人，明万历年间进士，与江南著名医家王肖堂同科，曾以司马总督陕西三边军务，卒于官。又如《急救良方》的作者张时彻，浙江宁波人，生活在明代嘉靖年间，仕至兵部尚书，公元1550年著《急救良方》。明末清初的医家郑芝龙，福建南安人，明天启年间曾任总兵，后降清，生平爱好医学，收集骨伤科秘方，编《金疮跌打接骨药性秘书》。

总之，关于兵家伤科的内容，在历代的医书中均有记载，不过是散录于浩如烟海的医书中，本节“兵家伤科”不过是原书将节名直接命名为“军门”，或者将作者曾是行武出身的医者归纳为“兵家伤科”一类罢了，具体特色有待今后进一步加以研究。

第五节　民族伤科

中华民族是由汉族及其他五十多个少数民族共同组成的大家庭，因此，中华民族的文化是所有这些民族共同创造的文明财富。骨伤科与其他医学各科一样，是由汉族和其他各少数民族共同创造的。

一、民族伤科的形成

民族骨伤科与汉族骨伤科一样，都是来源于生活、生产实践与医疗实践，具有各自的特色。由于我国各少数民族的历史长短不一，所处的自然环境和地理条件各异，因而各民族也具有其民族的医药经验，且各具特色，异彩纷呈。如朝鲜族由于居住环境等原因，其伤科的理论临证诊治方法与传统中医有较多相似之处，但由于它受文化、生活、风俗习惯的影响，也具有一定特点。回族、壮族、蒙古族等民族由于多居住在边远的地带或山区，其民族医药的形成与发展更具有独特性，是与其生活、文化、生产、经济相适应的理论体系和诊疗方法。又由于条件各异，有的民族有自己的民族文字，有的则没有本民族的文字，或借用汉字记载，甚至在不同程度上出现汉化现象，就现在所能见到的民族医药文献而言，骨伤科的专著还极少见，即便有少数专门的著作，但由于民族文字的限制，而未能及时译成汉文，流通范围较局限。这里仅能列举一些已以汉文的形式出现的民族骨伤科资料，如回族的《回回药方》；朝鲜族的《医方类聚》和《东医宝鉴》；藏族的《月王药诊》和《四部医典》；壮族的《梁氏家传伤科》（经壮医药研究所初步鉴定，该书内容为壮族民间医药）；蒙古族的《瑞竹堂经验方》等。

（一）藏医

就藏医而言，其现存最古的著作是《月王药诊》。此书约著成于公元 8 世纪中叶，虽传说为内地汉族所传，但就其内容来看，业已包含着藏民族本身的医疗经验，也吸收了古印度及古代中医（汉族）的经验。在现行汉译本中，此书共 113 章，其中有一章专谈创伤，还有伤科外敷药和内服药、骨伤治疗方法、头颅裂缝治疗方法等各一章，此外对伤药综述、四肢疾病的治疗方法及睑颈疾病的治疗方法等也有记载。从这些记载可知，藏医对骨伤科分类已经较细致，如把骨伤分成粉碎性骨伤、裂缝性骨伤、折断性骨伤以及按部位分的面碎伤、头破伤等等。此时期的治疗多采取综合疗法，有外伤则缝合，并外敷各种各样伤科药。做手术切口时，还相当讲究伤口的切法，有圆形、三角形、方形、月牙形、椭圆形等不同，还注意到如何去除碎骨等等。这时期多注意外用药的配制，较少有手法复位，对脱臼这类病很少涉及。

到了 8 世纪下半叶，现存最重要的藏医经典著作《四部医典》在《月王药诊》的基础上，已经有了进一步的发展。这部共 156 章的医著，虽然只有 5 章专门论述骨伤科，但其内容较《月王药诊》要丰富得多。例如《四部医典》明确提出骨折、脱臼等不同病种，对这类病证的诊断也相当细致，如要用揉捏的诊断法判断是否有响声，以辨别伤势的轻重，还要求进行藏医十分重视的脉诊和尿诊，以判断病情的轻重。综合治疗包括饮食疗法、外敷伤科药、内服伤科药，外治法包括按压、揉捏、放血、针灸、悬缚、牵引、复位等，且已动用外科器械治疗，包括锯断已残的肢体部位。其内服、外敷药方极为详尽，颇具特色，值得深入探讨。

（二）回族医

回族医药是综合东西方医疗经验的一种民族医药，兴起并繁荣于元代，在明代也有流行，清代以后逐渐式微。其医疗经验有相当一部分来自阿拉伯医学，集中记载于《回回药方》一书中。这部原书由汉文写成的回族医著，尽管原书散佚，所幸尚存残卷若干，其中竟幸运地留有少许骨伤科的内容，如卷三十四中存有折伤门，其中又分伤损类、接骨类及骨脱出类等。与藏医古代骨伤科相比，这里对骨折及脱位的治疗，虽然同样存在内外合治的情况，也应用伤科药外敷、内服，然而它对于脱臼复位的叙述却要具体得多，也详细得多。例如，书中在叙述肩关节脱臼复位法时，它采用“立坚木长者一根，上做一球儿，医人用力扯其手向前，使病人身垂足稍去地，骨节入本位”。这一利用杠杆原理的复位手法是仿自元代危亦林《世医得效方》的，而其脊柱骨折复位法与《世医得效方》和元代李仲南的《永类钤方》相同，这说明了回、汉族骨伤医疗经验互相交流的密切关系。

（三）蒙古族医

蒙古族的正骨科经验极为丰富，这是因为这个民族是一个游牧民族，其民族驰骋于广阔的草原上，骨伤病多，其正骨经验必然很丰富。可惜的是至今尚少发现古代遗留的正骨专书，更少有译成汉文者。现今我们只能从汉文史料如《清史稿》等记载的有关材料中，窥知其正骨伤科经验之一二。据载，清代中有不少军医善于正骨，如著名医家绰尔济墨尔根、觉罗伊桑阿及张朝魁等。绰尔济墨尔根能用斧椎骨伤之法，以正其骨伤。而觉罗伊桑阿更是发明了一巧妙培养接骨学徒之法，其法将笔管削为数段，包在纸中，用手摩挲，使断管节节相接，如未断者，以此接骨，莫不奏效。至今，蒙古族医中正骨家族继承古代之正骨经验，业已取得十分突出的成就，成为蒙古族医的特色之一。

民族医学中的骨伤科经验十分丰富，其他还有不少民族如壮、傣、彝等也各有自己的宝贵经验，还有不少虽无文献记载，但存在于民间的活经验也极丰富，值得认真总结与传承。

二、民族伤科的特点

民族伤科是在漫长的历史长河中逐渐形成的，它具有以下一些特点。

（一）注重外治法

外伤多因外因所致，出现疼痛、肿胀、开放流血、筋骨断裂等，常能体表可见，外治法有效而方便。在外治法中，常选用止痛麻醉的药物，如生川乌、草乌、天南星、半夏、川花椒、木香、细辛（见《梁氏家传伤科》）、木鳖子、白芷、茴香（见《东医宝鉴》）；止血药如红鸡屎藤叶、七木叶、鬼画符、金木耳、刘寄奴、百草霜、三七、半边莲、鸡蛋壳、血余炭（见《梁氏家传伤科》）；续筋接骨药如皮硝、酒糟（见《东医宝鉴》）、榕树叶、茶木、小公鸡、驳骨消、土鳖虫、血竭、骨碎补、土狗、鹅不食草、月季花叶、松木炭、地胆草等（见《梁氏家传伤科》）。骨折筋断移位者需要整复固定，常用扯法、拴系法，固定用石榴皮、柳木板（见《回回药方》）。确定断裂，轻者外涂鸡冠血，重者用线缝合（见《东医宝鉴》）等。这些外治法的形成与发展是从实践中积累的经验总结，由于行之有效，至今不少各类外治法仍沿用。但对外治法的深入总结与文字记载不够，如对外伤感染防治的系统记载较少。

（二）侧重地方性

由于少数民族多居住在山区，这些地区草药资源非常丰富，人们在医疗实践中不断使用当地的草药，形成了一些广以流传或秘传、祖传的治疗方法与地方草药组成的秘方、验方。如常用治疗跌打的草药有三七、七木叶、鬼画符、鸡屎藤、半边莲、驳骨消、大枣、核桃、甜瓜子等；方便之药有百草霜、血余炭、鸡蛋壳、童便、酒糟、糯米饭等；血肉有情之品有小公鸡、蟹虾肉、蛇肉等（以上见《瑞竹堂经验方》《东医宝鉴》等）。这些都是具有地方性，且与日常生活息息相关的民族疗法与药物。

（三）与传统中医学有密切的联系

传统中医学源远流长，有数千年的历史，它有一套较完整的独立的理论体系与独到的诊治方法。它的整体观念与辨证论治以及良好的治疗效果等特点，是中医学能够生存与发展的内在原因，传统中医学是我国各族人民的共同财富。传统中医药学对民族医药的形成与发展有很大的影响，民族医药学在认识疾病、诊断疾病、治疗疾病等方面与中医学有相似之处。由于民族医药也有它的特色和长处，反过来也在一定程度上影响与促进了中医学的发展。

民族伤科经验非常丰富，它是各族人民在长期与疾病斗争中逐步总结形成的，是中国医药宝库中的重要组成部分，具有强大的生命力。由于历史的原因，民族伤科的形成与发展受到一定的约束，有的经验分散在民间未能总结上来，有的经验未上升到理论。我们相信，随着社会的发展与科技的进步，民族伤科也将会得到逐步发展。各民族的伤科必将相对具有本民族的医学特色，又相互渗透，相互促进。与传统中医学有着密切联系的民族伤科理论体系与独到的诊治方法将对人类的健康做出更大的贡献。

第六节　汇通伤科

汇通伤科从其发展来看分为两个阶段：一是近代之前汉族医学与非汉族医学的汇通，另一个是近代以后西方医学与中医学的汇通。

一、汉族医学与非汉族医学的汇通

从中医学的历史渊源和发展情况来看，如以汉族医学为中心的话，则中医学却吸取了我国的少数民族医学以及国外各民族医药学的许多特长，将其融汇在中医学中，从而发展、形成了今日之中医学。因此，汇通学派者，实是取世界各民族医药学与中医学汇聚而沟通之义。

早在东汉，汉明帝派遣郎中蔡愔等人去天竺求取佛学，随着印度佛教传入我国，印度医学亦随之而入。南北朝的陶弘景，其《百一方》之“百一”即取自佛教“一百一病”之说。唐代孙思邈《千金方》中“四立”“四德”“四神安和”“一气不调，百一病生”等皆取自佛学之说。至于乳香、没药、血竭、胡椒等药，更是自外传入。不论是学术、治法还是方药，只要科学，能提高疗效，即取来为我所用，久而久之，便融汇在本民族的医药学之中，难分你我。这也是医药学今后发展之趋势。

从上述事实来看，汇通派的历史非常悠久，唐、宋、元代时，我国与朝鲜、日本、越南、印度、波斯湾诸国均有往来，随之医药学也互通有无，相互影响。如宋淳祐七年（1247）宋慈的《洗冤集录》就被译成俄文、朝鲜文、日文、英文、德文、法文、荷兰文，这是输出；阿拉伯医学由“广惠司”“回回药物院”来进行研究，《回回药方》就是汇通派工作的结晶。至明代时，西洋医学比较集中地传入我国，解剖学、神经学、药物学、治疗学、性学等相继渗入国内，给汇通派的兴起创造了有利条件。

二、西方医学与中医学的汇通

19世纪下半叶至20世纪初，西方医学在我国的广泛传播和发展，在中医界激起了波澜。一批有识之士敏锐地发现了实验科学的长处。在强大的保守势力围困下，他们开始吸取西方医学的精华。他们或接纳西学，提倡汇通；或互验比勘，中西对照；或授西证中，取长补短；或借鉴西医以便中医科学化，提出了种种主张，汇成了轰动一时的学术派别——中西汇通学派。

中西汇通学派主要产生于中医内部，而其汇通的思想核心是为了保存中医，提高和发展中医。但由于当时历史条件所限，中西汇通学派的实绩并不十分坚实，无法构建新医学的蓝图，只能从较浅表的层次进行粗略的比较、牵强的解释和生硬的引用。然而在其学派兴盛时期，著书立说者颇多，据不完全统计就不下600余种，如果按其学术观点及编写体裁来分类，可分为中西对照、衷中参西、中医科学化三大类。这些书籍中也有不少从解剖生理、理论与临床治疗上阐述伤科学术思想方面的书，诸如《医林改错》《血证论》《中西骨骼辨证》等，对中医伤科学术的发展起到了一定的作用。

三、汇通伤科的作用

（一）学术思想及专长

汇通派的渊源虽然可朔自西汉，张骞出使中亚，苏武被困匈奴；元代成吉思汗直驱波斯湾，意大利马可·波罗越洋来华，这样医学上的交流成为必然，尽管是雾星半点，一方一药，但终究积少成多，逐渐互相渗透。直至清代时，一方面西洋医学通过侵华战争一拥而入，影响较大；另一方面，国内不少医家愿意接受西方医学知识，其宗旨是以彼之所长，补我之所短，不分畛域，择善而从。持这种观点的医家，即为汇通派者。

（二）传人

汇通派本身就是一个汇而通之的学派，广义的汇通派伤科是指骨伤科医家博采众长，为我所用；狭义的汇通派伤科则是指中医骨伤科医家吸取现代科学或现代医学的营养，为发展和发扬我中医之特色；反之，西医骨科医家学习中医基础理论，吸取中医学的营养，为提高或完善其学术水平和临床疗效者，均属于汇通派伤科。在命门学说以及对骨伤科发展有促进作用的汇通派代表医家有清代王清任、王宏翰、刘廷桢及唐宗海等。

然而要是以西方医学与中医学汇通来看，现代中医骨伤科流派中的精英方先之、尚天裕、冯天有、沈冯君、王和鸣等，以及原中国中医研究院骨伤科研究所中的主任专家等就是属于汇通学派；另一方面，像李国衡、李同生、苏宝铭、苏宝恒、诸方受等长期在西医院校工作或系统学习西医的中医骨伤科专家，他们也应属于汇通学派了。

总之，持汇通派观点的医家颇多，不一一赘述，由于今日世界已处于电子时代，科学又无国界，而汇通派的宗旨符合当今世界科学发展的潮流，汇通派亦势必越过国界为世人所接受，中国骨伤科亦必为世人所用。

第七节　流派伤科

中华民族文化有悠久的历史，她像一股巨大的洪流，由无数的支流汇合而成，而这支流就是构成中华民族文化洪流的各个领域里的学术流派。流者，水道也，它有源头，有水流；派者，分流也。综合起来，就是说流派有创始人、继承人，同时此派在学术思想、学术观点上有自成系统的主张和理论，或在艺术、技术上有与众不同的特长和优势才能形成流派。我国早在春秋战国时期就有“诸子百家”和“三教九流”之称，当时“诸子百家”是指先秦到汉初各个学派的总称，诸子指各派的代表人物，百家指儒家、道家、阴阳家、法家、墨家等；“三教九流”中的三教指儒、道、佛三教，九流与上述百家相同，《汉书·艺文志》就将孔丘、李耳（老聃）等列入九流。

在我国，中医骨伤科流派的形成可能与我国的地理、历史、传统思想有密切的关系。我国地域宽广，人口众多，但在旧社会，由于交通不发达，医疗技术和设备落后，这样就迫使许多急病重症必须就地抢救，当地解决。久而久之，就在各个地区造就了一批善治跌打损伤的技术人才，其中凡有一技之长，或治疗效果卓著者，名声较大，求医者又多，必有一帮人相随学艺，或为子女，或由弟子相继承而流传，这样就形成了流派。一般来说，流派创始人的专业技术不是袭自祖传，就是继承师业，当然也不排除自学成才。也就是说一个流派的形成，是该流派与其他流派不同的学术思想和技术专长，由这个流派的创始人形成或在社会上得到公认、具有一定影响，并由其子女或弟子将其继承、流传下来的。古有“医不三世”之说，其中有一种解释是“医不三世，不服其药”，也就是说只有父子相承相传的流派才可以言医，才可以为人们所信赖。这说明了社会环境对流派形成的影响。

所以流派伤科就是不同的善治跌打损伤的技术人才，通过临床实践及传承，将自己的学术特点得以保留和发扬。著名伤科流派有上海伤科八大家、广东五大名家等。还有一些流派名家以自己的名讳著书立传，以求发扬光大，如《沈元善先生伤科》《江氏伤科学》《霍孔昭秘传》《杨成博先生遗留穴道秘书》《汪凤来先生秘传伤科》和《朱君尚先生秘传跌打方》等。

由于本章节主要讲的是流派的概况和分类，所以具体的流派伤科内容都融入各章节之中，这里就不赘述了。

第八节　导引伤科

一、关于导引的含义

我国古代将运动锻炼称作“导引”。“导引”一词最早见于《庄子》（约公元前369—前286年）：“导引神气，以寿形魄。”《一切经音义》给“导引”下了一个定义：“凡人自摩自捏，伸缩手足，除劳去烦，名为导引。”这里的“导引”一词泛指锻炼形体的所有运动形式，包括模仿各种飞禽走兽的动作。后来经过发展，“导引”也包含了意念活动的锻炼。1973 年在湖南长沙马王堆三号汉墓中挖掘出来的帛简医书中有一部画有各种运动动作的《导引图》，距今已有 2000 多年了，可谓是最早的有关导引的图书。战国末期的吕不韦（？—公元前 235 年）就积极主张运动，他说：“流水不腐，户枢不蠹，动也，形气亦然。形不动则精不流，精不流则气郁，郁处头则为肿为风……郁处足则为痿为蹶。”他认为河水能长流不息，就是因为流动而不腐臭，门窗就是因为经常开关而不被虫蚁蛀朽。头要是不运动，则臃肿或中风；脚要是经常不活动，就会萎缩无力。所以他积极提倡运动，认为运动可以预防疾病。他在《吕氏春秋·仲夏纪·古乐》中说道：“筋骨瑟缩不达，故作为舞以宣导之。”宋代罗泌《路史·前纪》云：“人既郁于内，腠理滞着而多重腿，得所以利其关节者，乃制为之舞，教人行舞以利导之。”说明 2000 多年以前人们就已经认识到做一些舞蹈运动可以滑利关节，放松肌肉。如在《庄子·刻意》篇中就有：“吹呴呼吸，吐故纳新，熊经鸟申，为寿而已矣。”意思是经常做一些深呼吸运动，换换新鲜空气，像熊那样活动活动，如鸟那样伸展颈项，可以长寿。东汉华佗（约公元 110—208 年）就提倡运动，他认为运动可以帮助消化食物，可以流通血脉，增强体质，持之以恒，坚持经常做这些运动还可以健康长寿。把导引用到医疗上的记载，可以在长沙马王堆三号汉墓出土的《却谷食气篇》和《导引图》

中找到，前者用气功导引来治疗消化系统疾病，后者用导引功法来治疗各种疾病，如“烦”（躁）、“痛明”（眼疾）、“引截”（耳病）、“覆中”（腹病）、“引膝痛”（膝痛）、“引法责”（去积）、“引项”（颈项疾病）、“引温病”（内科病）、“坐引八维”及“引痹痛”等，不少是用来治疗脊柱、四肢关节痹痛等病的。特别是后一篇，是导引的专著。

另外，在2000多年前的《黄帝内经》中也有关于用导引来治病的报道，如《素问·异法方宜论》云“……病多痿厥寒热，其治宜导引按跻”，《灵枢·病传》云“或有导引行气、乔摩、灸熨、刺焫、饮药之一者”，说明在秦汉以前，“导引行气”已受到医家们的重视，被广泛地应用来治疗各种疾病。被誉为医圣的张仲景（东汉时期）就主张用导引、吐纳等法以健身，他在《金匮要略》中写道“四肢才觉重滞，即导引、吐纳、针灸、膏摩，勿令九窍闭塞”，积极推荐用导引来治痹证，开通九窍的闭塞。

二、关于导引的专著

晋代的葛洪在《神仙传》和梁代的陶弘景在《养性延命录》中关于导引方面都有很多的论述，葛洪的《抱朴子》曾描述有“龙导虎引，熊经龟咽，燕飞蛇屈鸟伸，天俯地仰”等各种导引功法。同时他还指出：“夫导引，疗未患之疾，通不和之气，动之则百关气畅，闭之则三宫血凝。”意思是运动可以防病，通和全身的气血。反之，缺乏运动就会气滞血瘀。同时期的许逊编著的《灵剑子引导子午记》和《灵剑子服气法》都是阐述导引的专著，论述说明导引不仅具有治病的作用，而且还有防病的功能。

到了隋唐时期，导引在医疗上得到了广泛的应用，并且被官方确定为正式的医疗手段和法定的教学内容来培养教育医学生。如隋唐两代的太医院中均设有按摩博士和按摩师，“掌教导引之法以除疾，损伤折跌者，正之”。《隋书·经籍志》虽是一本史书，但其中的“医方”中就列有“行气图一卷”和“导引图三卷”，原书注有三种体位——“立一，坐一，卧一”的练功姿势，而卧式练功则属首次描述。隋代太医院博士巢元方等编撰的医书《诸病源候论》就收集了大量的导引之术，在1720个证候中，不但载有治法，而且还附有导引之法，所以此书可称得上是我国古代第一部用医疗体育导引术对一些疾病进行康复治疗的专书。唐代孙思邈在《孙真人摄生论》《保生铭》和《摄养枕中方》中都载有导引养生的理论和方法，其中不仅选辑有道家导引术，即老子按摩49势，而且还包括天竺婆罗门按摩法18势。孙思邈认为通过导引锻炼，可以求得“百病除，行及奔马，补益延年，能食，眼明轻健，不复疲劳”。

宋元时期在医疗导引上也有新的发展，比较突出的是发展了坐功，简化了导引术，出现了八段锦和小劳术。如陈抟创编的《陈希夷二十四气导引坐功法》，共24势，图文并茂，每势阐明了各节气练功的方法。元代的《太清导引养生经》关于导引也有不少专门的论述。

“生命在于运动”是古今中外的医学家们和哲学家们的共

识。起初，人类为了活动活动关节、舒坦舒坦身体而做一些简单的运动，后来总结出坚持做运动可以延年益寿。同时有些医家在其治病的生理中发现运动不仅能保健养生，还能起到治疗和康复的作用。

明清两代整理出版了不少关于导引的专著，其中影响较大的有明代瑞南道人高濂编撰的《遵生八笺》，该书收集了不少历代著名的导引方法和养生要术。清代潘霨撰著的《内功图说》是一本关于导引的专著。清代沈金鳌编撰的《杂病源流犀烛》，以及陈梦雷等编纂的《古今图书集成·医部全录·脏腑身形》等书，在叙述每病方药治法后，大都附有导引方法。

三、关于导引的功法

中华人民共和国成立后，练功疗法有了更大的发展。就目前人们所说的气功来说，它是属于古人所说的“导引”范畴，它可以和神、调息、行气，从而达到防病、治病、益智、延年的目的。

气功分为动功和静功两种：“内养功”“吐纳法”“洗髓经”属于静功，内炼“精、气、神”；“五禽戏”“八段锦”“十二段锦”和“易筋经”等属于动功，外炼“筋、骨、皮”。现代较为普及的《祛病延年二十势》就是以动功为主的导引术，此术是继承了八段锦、易筋经、太极拳、少林内功等优点而创编的一套练功法。实践已经证明，上肢关节的活动与全身锻炼对治疗损伤能起到推动气血流通和加速祛瘀生新的过程，从而改善血液与淋巴循环，促进血肿、水肿的吸收和消散，促进骨折的愈合，使关节筋肉能得到濡养，防止肌肉萎缩、关节僵硬、骨质疏松，有利于功能恢复。

马王堆汉墓出土的医简《十问》记载：“善治气者，使宿气夜散，新气朝最，以彻九窍，而实六府。”古气功中的吐纳有“胎息法”，其又称“丹田呼吸法”；“踵息法”，即引气至“涌泉穴”。在练功的过程中，动中有静，静中有动，动静相兼，起着疏通经络、调理气血、外强肢体、内壮脏腑的作用，从而达到防病治病、健身延年的目的。

肾为先天之本，藏先天之精。先天之精仰赖于后天之精的营养。通过练肾功，兼备寡欲持满陶冶，则阴精自然充实，肾中元精得阴精濡养则愈加壮益，元精益固，元气自充，可更好地激发与推动脏腑进行正常有效的生理活动，维护身体健康。

综上，对导引功法进行学习、整理，使之建立在现代科学的基础上，更好地加以发展，可以为人类的健康发挥更大的作用。

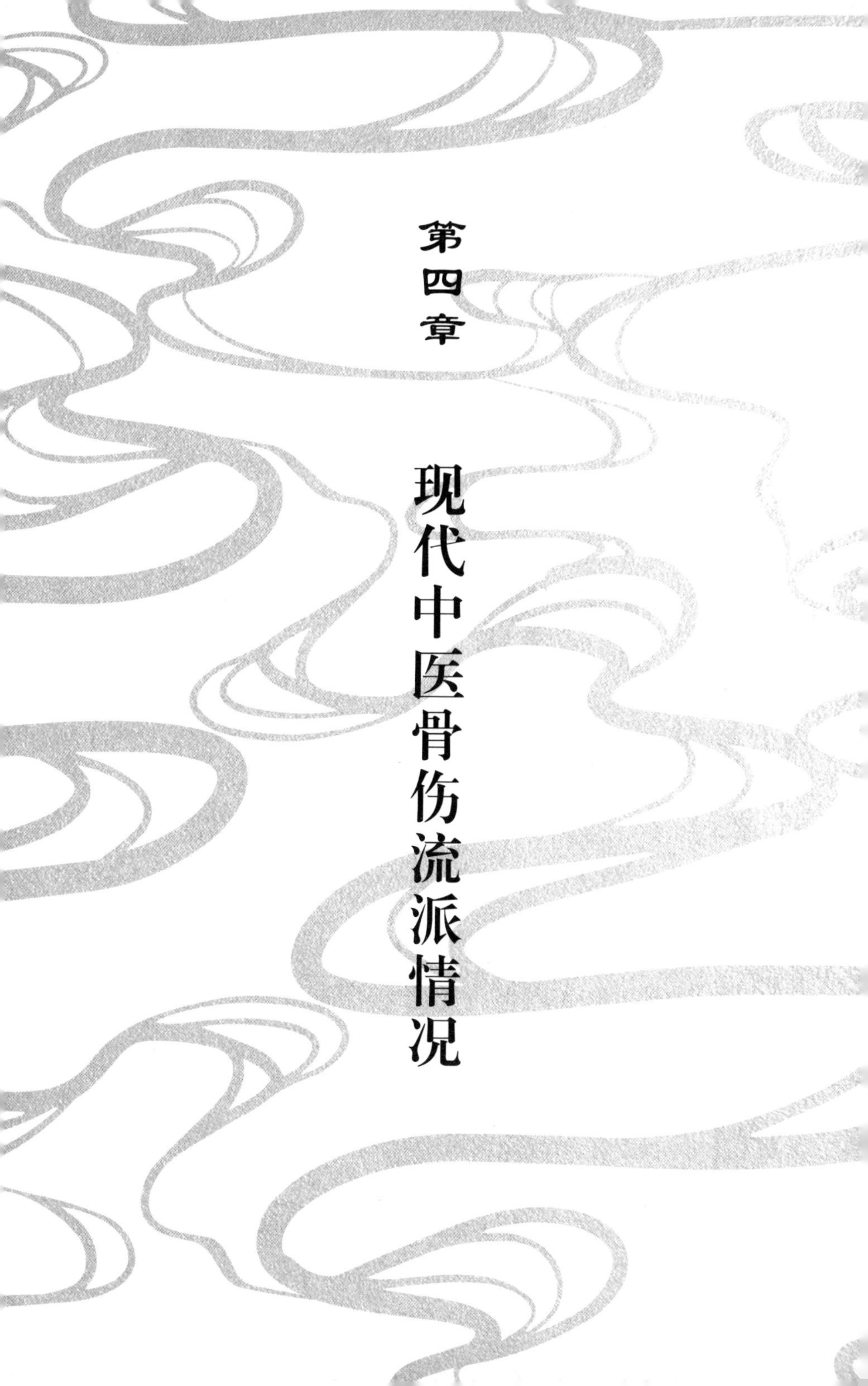

第四章

现代中医骨伤流派情况

丁继华老先生编写的《伤科集成》，将中医骨伤学术流派按照儒家、道家、佛家、兵家、民族等八大系列进行了总结与归纳，详细介绍了每一学术流派的产生与发展，这是从宏观的角度进行的阐述。随着时代的发展与变迁，中医骨伤学术流派也由这八大系列逐渐划分为更加具体、互相融合、更加各具特色的无数小的骨伤学术流派，散落于民间。经历了百年沧桑，很多骨伤学术流派技法被家族视为吃饭秘技，矜而不传，其传承方式又多为口传心授，没有成文资料流传，随后逐渐淹没，消失。但也有很多骨伤流派开枝散叶，砥砺前行，不断地发展壮大，传承数代，有了现在这般百花争艳，中医骨伤百家争鸣的繁荣景象。更多的中医骨伤学术流派为了适应现代医疗的要求，都与当地的中医医院相结合，有的学术流派发展良好，成为当地负有盛名的中医骨伤专科医院，有的学术流派也在医院中形成了独具特色的专科诊室。

中医骨伤学术流派经过时代的变迁，传承至今，影响较大的经统计约有近 30 家，其中有 13 家获得 2012 年第一批全国中医学术流派传承工作室建设单位称号。可惜到目前，有 3 家单位由于各种原因，主要是继承不力，逐渐没落、消失了。所以这次主要工作就针对传承发展较好的 10 家骨伤流派进行归纳总结。另外，我们新疆的中医骨伤专业因历史的原因发展较晚，没有形成流派，但随着国家西部大开发的战略实施及振兴中医药事业的相关政策不断落地，新疆中医事业也得到了蓬勃发展。作为中医骨伤人，我们承担着发展振兴新疆中医骨伤事业的责任，在一代代中医骨伤前辈的辛勤耕耘下，现已开垦出发展新疆中医骨伤学术流派的沃土。所以我们迫切地需要创建新疆的中医骨伤学术流派，借此我们也汇报一下过去所开展的工作，介绍一下自己的特色与优势，使国内的同道对我们也能有一个粗浅的了解。

第一节　上海石氏伤科流派

一、上海石氏伤科流派历史渊源

石氏伤科创始者石兰亭，原籍为江苏无锡前州镇石家岩，这正是我国古代吴文化的发祥地。作为地域文化，吴文化与中原、齐鲁、河洛、巴蜀、辽金、岭南文化等不仅共同成为中华文化的重要组成部分，并互相补充，互相渗透，从而使绵延久远的中华文化永恒地熠熠生辉。由于吴地经济较为繁荣，文化相对普及，吴医或吴门医学也有着显著的成就，成为中医学伟大宝库中的灿烂明珠。

石兰亭承袭吴人尚武的传统，早年精于中国武术，开设镖局为商家保驾护航，主要往返于江苏与山东两地。石兰亭先生为人正直，武艺高超，身手不凡，曾威震绿林，震慑劫财掳掠之强人。但行走于江湖道上，难免遭遇刀枪棍棒损伤，所以他也研究疗伤，并且具有独到的正骨疗法，保护镖局弟子与自身。清末，热兵器逐步替代冷兵器，镖局的风险大大增加。岁与年驰，石兰亭先生也步入中老年，观世间沧桑变迁，便改行换业，关闭了镖局，发挥自己能针灸、正骨疗伤的擅长，决定弃武从医，于19世纪70年代举家迁居沪上，居于上海老城厢新兴街168号悬壶济世。兰亭公审时度势，准确把握时势，走上探究中医学的道路，开创性地实践探索，“石氏伤科”从此诞生。其子石晓山，自幼随父练武崇医，受薛己、王清任、吴尚先等前辈之学术影响，熔传统武术、导引、整骨手法与中医内调外治诸法于一炉，并吸纳前贤之说，总结实践经验，形成了石氏学术的思想基础，乃石氏伤科之源启。嗣后石兰亭与石晓山两位先公父子相继独成伤科一家，名扬申城。晓山之子筱山，又名瑞昌，字熙侯，清光绪三十年（1904）十月十五日出生于上海；年少时，曾就读于神州中医专门学校；后秉承家学，侍诊于父石晓山先生案侧；约于1924年临诊，事伤科，兼针、外科，1929年起与胞弟石幼山先生共设诊所。石筱山先生在其胞弟石幼山先生的协助下，开创了石氏伤科的新局面，颇有建树，铸就了上海伤科首屈一指的流派，享誉沪上，家喻户晓，成为海派中医的璀璨明珠。

二、上海石氏伤科流派特色

（一）理伤要点

1. 气血并重，以气为主

通常，治伤用“伤药”——各派各家沿袭相传的散剂或丸剂，多为活血化瘀药。而从内治的理论来说，石氏是“气血兼顾而不偏废”的：形体之抗拒外力，百节得以能屈伸活动，气之充也；血之化液濡筋，成髓养骨，也是依靠气的作用，所以气血兼顾而宜“以气为主”。不过积瘀阻道，妨碍气行，又当祛瘀，则应“以血为先”。今以新伤来说，一般的内伤，有时发作较缓，受伤后，当时或不觉得什么，过后乃发作，对于此类病情，治法多“以气为主”而予以通气、利气。倘为严重一些的外伤，如骨折、伤筋、脱臼等，其病态出现，其治就需“以血为先”而予以祛瘀、化瘀。“以气为主”是常法，“以血为先”是变法。

慢性损伤，即劳损，起因为伤力、持久工作，不注意劳逸结合所致，因而伤及阳气。清代叶桂《临证指南医案》有“平昔操持，有劳无逸……阳气大泄”之语，清代胡廷光《伤科汇纂》中说的“无形之伤”，即属此证。劳伤是劳损之渐。《中藏经·劳伤论第十九》中有云：“劳者，劳于神气也；伤者，伤于形容也。”劳损之虚，已涉及元气之伤，可使经脉之气不及贯串，气血养筋之功失其常度，故易见肩背酸痛、四肢疲乏、动作无力，进而腰酸、纳呆、头晕，甚至关节变形等症。盖脾胃为后天生化之源，主四肢；肝肾（包括命门）为先天元气之所系，主筋骨。先、后天是互相资益的，故治疗宜固摄脾胃之气，调节肝肾之气。石氏前辈用补中益气汤加减，后定验方调中保元汤。

2. 顾及兼邪，风寒痰湿

石氏对伤科“兼邪”施治尤多心得。兼邪，是指凡非本病，其发生不论前后，而有一个时期与本病同时存在者。或者似伤非伤，似损非损，其病者果疑于似伤而来，医者岂能混以为伤而治？兼寒湿盛的，用麻桂温经汤增损，或加草乌；兼郁怒的，用逍遥散加减；兼劳倦的，用补中益气汤出入；对一般的风湿留络，周身或四肢、颈项酸痛，常以牛蒡子与白僵蚕同用，效果良好，据此经验，其后来发展成为牛蒡子汤，专治风、寒、湿伤筋入络之病证。近年，又当注重世人多久坐少动、空调寒湿、食不厌精、内生痰湿、多欲多虑、抑郁焦虑以及由此而暗耗阴液，内生郁热，脏腑违和而成诸多夹杂症，宜兼予顾及。

3. 治伤识人，调摄全身

以往就治于伤科者多为明显的急性损伤，损伤的有关征象，或骨折，或脱位，或瘀肿，或畸形，十分明显，多需紧急处理，即使是慢性伤病，亦多想方设法缓其痛楚。殊不知有时在明显伤病的表象下有更为严重而不表现于体表的损伤，或原本体虚，气血羸弱，伤重积瘀的同时，更虚其虚。因此，丹溪有医案，坠跌者因其“脉散”而“补接为先”，候“脉散渐收”后才用活血续骨方药。石氏伤科治老妪暑日髋部骨折，内服先予清化暑湿，继现气阴两虚的证象，则用移山参、西洋参等益气养阴为主。当前临床复合伤多，以西医学诊断或影像学所见为诊断者多，前者当察其全身，骨折脱位外有否头颅内脏伤及神经血管伤，后者则当清楚病（西医诊断）→治（药）。其中间不可或缺的为中医药内核——辨证分析所确定的证型，否则施治难得良效甚或误治。对患者都应了解伤痛之外的纳、饮、便、寐、经等及舌苔、脉象，在通察其人的前提下取舍主次设治方为合度。

（二）临证治略

石氏伤科流派确立了“中医药防治慢性筋骨病损”主攻方向，提出治伤识人、整体调治的当代骨伤科临床诊治新思路，由此创立了当代中医诊治慢性筋骨病损类疾病的新理论体系。以往就治于伤科者多为明显的急性损伤，损伤的有关征象，或骨折，或脱位，或瘀肿，或畸形，十分明显，多需紧急处理。

1. 骨折与脱臼

对于伤骨的诊断和处理，石氏伤科流派认为痛的重点不在肌肉而在骨骼，要“用手摸靠骨面上有肿胀疼痛处”，“不论骨损、骨折、骨断”，“在诊断明白后……观察体质的强弱，随证治之”。

骨折、脱臼乃伤科门中两大目也。宋《圣济总录》曰：“人之一身，血营气卫，循环无穷。或筋、肉、骨、节误致伤折，则气血瘀滞疼痛。仓卒之间，失于调理，所伤不得完，所折不得续，轻者肌肤壅肿，重者髀臼挫脱。”人然则变见于筋骨之损折，骱臼之差脱，何以亦当从内治之法者？明代陆师道序薛氏《正体类要》有云：“肢体损于外，则气血伤于内，营卫有所不贯，脏腑由之不和，岂能纯任手法而不求之脉理，审其虚实以施补泻哉。”夫倾跌坠堕，重物压连，强力拖拽，皆能使骨折、脱臼。明代王肯堂曰：“伤折之轻重，轻者顿挫，气血凝滞作痛，皆当导气行血而已。重者伤筋折骨，此当续筋接骨，非调治三四月不得平复。”清代陈士铎曰：“已折之骨，凑合端正，用绳缚住，不可偏斜歪曲，收拾停当，然后用内服之药。”脱臼亦复如是。清代《医宗金鉴·正骨心法要旨》曰：“若跌伤肘尖，向上突出，疼痛不止，汗出战栗，用手法翻其臂骨，拖肘骨令其合缝。其斜弯之筋，以手推摩，令其平复，虽即时能垂能举，仍当以养息为妙。若壅肿疼痛，宜内服正骨紫金丹，外贴万灵膏……”因此，陈士铎又曰：“内外夹攻，未尝不更佳耳。”其外治者，手法所以复其位，正其斜而理其筋，敷贴所以化其瘀，消其肿而止其痛，夹缚所以固其位而定其动；内治者，当主祛瘀和营，调气化滞，固筋壮散。人有勇怯，伤有轻重。积瘀而体盛者，宜先逐瘀而后调益。质弱开形羸者，宜先调益而后祛瘀。留瘀不多，不宜妄施攻逐；气滞不结，何能乱投破耗？老弱者，刻刻顾其元气；质盛伤重者，骨续之后，终须调补肝肾，扶脾益胃收功。

2. 伤筋

石氏伤科流派认为，伤筋可分为“不显著的伤筋”“不甚显著的伤筋”“有显著外形的伤筋”三种，“局部初起暂时失去正常的活动能力，久而不愈，以致恢复困难……治疗过程较慢……易成宿伤……突出而又离位的伤筋……用捺正拔伸……使隆起部分平复……恢复屈伸活动”。

清代沈金鳌曰:“筋也者,所以束节络骨,绊肉绷皮,为一身之关纽,利全身之运动者也。其主则属于肝,故曰:筋者,肝之合。按人身之筋,到处皆有,纵横无算。”一旦扭、撕、挫、蹉、蹩,则伤筋之候成焉。初受之际,当按揉筋络,理其所紊,内调气血之循行,以安其络,则可完复。若耽延时日,则筋膜干而成萎缩者,此血液槁也。属此之时,风、寒、湿三气之邪,每易入腠,是故忽之于始,多成伤筋夹邪之患,故兼邪之证,十居其七八耳。其治云何?若创伤较深,腘破筋绝者,当先予化瘀清热,创口敛后,则继以调理气血,以续筋膜之气。若筋伤夹感,则先治其表,兼利其筋,表彻后,则专治其筋。若筋膜血络扭蹩,新伤则当以化瘀通络,并腘以节制活动为要。如久延失治,络道阻碍,筋膜强硬,甚则增变,此血脉不荣于筋之故,当以养血荣筋为主。若关节筋膜陈伤,不时反复,牵强酸楚,如留瘀未化者,仍以活血生新、舒筋通络;如病肢肉削形减,此气血大失所养故也,当以重补气血。若筋伤而风湿乘隙窃踞,则以祛邪和营利络为治。若伤筋而为寒邪痼蔽者,当以温经通阳和络为主。若筋伤络阻,肢节麻木者,此气血失于流周也,则宜活血行气宣络治之。其次随症所须,可以针刺、膏贴、温熨等,相辅施治,以平为期。是故筋之有关人身岂浅鲜哉!而伤筋之为病,其可忽乎?其治之严,可不谨耶!

3. 内伤

石氏伤科流派认为,“与外伤相对而言,主要是气血失和,脏腑损伤的一类病证则总称内伤……”,“内伤一证可分为急、慢、新、陈等类型……其发病原理均系气血失调，脏腑受累……以气血为纲，参合脏腑见症分析而把握病候”。

内伤之候，本由外受跌扑、挫闪等为所伤之因。或气，或血，或经络、脏腑，为受病之属。气之与血，为治则之准。清代沈金鳌曰：“忽然闪挫，必气为之震，震则激，激则壅，壅则气之周流一身者，忽因所壅而凝聚一处，是气失其所以为气矣……气凝何处，则血亦凝何处矣。夫至气滞血瘀，则作痛作胀，诸变百出。虽受跌受闪挫者，为一身皮、肉、筋、骨，而气既滞、血既瘀，其损伤之患，必由外侵内……”是故内伤之治，当原于气血也。《难经・二十二难》曰：“气留而不行者，为气先病也；血壅而不濡者，为血后病也。”因之，血伤难濡，气损少煦，责是故也。至于偏属气伤，偏属血伤，在乎临病审察。凡头身四肢，非属骨折、脱臼、伤筋者，俱以内伤名之。摭其治案，略陈梗概。头部受震，脑海震荡，始则眩晕呕吐，乃肝经症也，因伤而败血归肝之故。《灵枢・经脉》谓：“肝足厥阴之脉……挟胃，属肝络胆……与督脉会于巅。”缘肝经受病，随其循行之脉而妨于胃，胃气上逆，故为呕吐晕，是属厥阴而及于阳明者也。初期治则，闭者开之，可投苏合香丸；逆则降之，如呕吐加左金丸或玉枢丹，随证选用；汤剂则以柴胡细辛、天麻钩藤汤等，疏肝理气，祛瘀生新，调和升降为主。日久稽留，因病致虚，乃由上虚所致。《灵枢・经脉》曰：“肾足少阴之脉……其直者，从肾上贯肝膈……”肝主血，肾主精，肝肾相通，当归一治。故久眩不瘥，当属肝而及肾，治则以补中益气或杞菊地黄及八珍汤等，随证加减。胸肋与胁肋内伤，成因皆由强力屏气所致为多。然胸肋之伤乃属太阴经，症现胸满而痛，难于呼气。胁肋之伤，乃败血留于足厥阴经，胁肋痛胀，难于转侧，艰于吸气。故胁肋伤者，当调肝和营，以复元活血汤出入，若瘀结成形者，须加剔络之品；若胸肋伤者，当参以理气宣肺，若阳气沸腾，迫其阳络而溢者，须增入清降为宜。腰部内伤，当分新久：骤起者，多见于挫闪举重；久延者，总属积劳肾气亏损。故治法有别，一则以疏气和络，所谓脏病治腑，当开太阳之气化；一则以固肾育阴，培植下元之根蒂。至于会阴为物所触，尿道受损，小便带血，当通厥阴之气，分利清浊。睾丸致伤，每致瘀滞至结，当从化坚祛瘀为治，然则内伤症多，苟能触类旁通，可以应变无穷矣。

4. 陈伤劳损

陈伤是指急性损伤未能及时和正确的治疗，或未治愈又再次受伤者，由于受伤组织未能及时重新生长修复或修复不良，常反复发病出现症状，如疼痛、压痛、组织发硬、活动受限等。劳损多因局部长期劳累过度或多次微细损伤积累而成，一般与职业性质和运动项目有关。石氏伤科流派认为“陈伤劳损，非一病也。虽证有相似，而因出两端”，应诊断明确，对症而治，或以手法，或以用药，或手法用药并行。

陈伤之证，乃宿昔伤损，因治不如法，或耽搁失治，迁延积岁，逢阴雨劳累、气交之变，反复不已。症见四肢疏慵，色萎不荣，伤处疼酸，此乃病根不拔，故虽愈必发也。其所谓病根者，不外瘀结气滞，而气之所凝，必由血之所瘀，血之所结，必由气之所滞，气血互根，相为因果。故治当疏运气化，和营通络。如夹邪者，当求其所感而治之。

劳损者，劳伤之渐也，虽无伤损之因，由积累太过之劳，延久使然。清代叶桂曰“劳力动伤阳气”，又云“伤气则气留不行，为气先病，气者，肺之主也”。《中藏经》曰：“肺属气，气为骨之基；肾应骨，骨为筋之本。”《诸病源候论》曰：“肝主筋而藏血，肾主骨而生髓。虚劳损血耗髓，故伤筋骨也。”“劳损见证：四肢少力，无气以动，筋骨关节酸疼、畏寒。兼邪者，类同痹证。”《诸病源候论》又曰“虚劳损血，不能荣养于筋，致使筋气极虚，又为寒邪所侵，故筋挛也”，治同寒痹。是故劳损者，伤于气而应于肺，至于肾而及于肝，合于筋骨，此劳损之原委也。至于其治，劳伤者，始从补中调脾，所以益肺也。劳损则仿《黄帝内经》“劳者温之”之义，以温养肝肾，复归元气取法。明代张介宾曰：“气不足便是寒。”劳伤阳气，以致阳气不足，而阳虚之证，无所不至，故治宜温阳扶元，因阳能生阴，气能统血，以奉春生之令，图复已损之阳。然温当有分寸，非一味温燥之谓也。如阴分素亏者，当扶阳毓阴；虚羸甚者，须温中兼补；损及奇经者，宜通调督任。劳伤阳络，辛劳引动，上溢咯血者，则非温药所宜，当予和营生新，顺气利络，以泄肺中热气。

夫陈伤劳损之与内伤，乃同类异因，且二证患者甚多，每易忽略，故特拈出，另立其目，使学者审变达权，不以证情沓杂而视为畏途，俾胸具灵机而证辨法立，临证化裁，能无得心应手欤！

5. 杂证附余

石氏伤科流派认为，伤科疾病，不论在脏腑、经络（脉），或在皮肉、筋骨，都离不开气血，要内外兼治、动静结合、整体与局部相关联而又重在内治固本。

昔于孟今氏曾曰："医道最可怪而又可笑者，莫如内外分科，不知始于何时何人。试思人身不能外经络、躯壳、筋骨、脏腑以成人，凡病亦不外六淫七情以为病，试问外科之证，何一非经络、脏腑所发？原无谓内外也……跌打刀伤可属外科似也，然跌打刀伤之顷尚属外证，以后血溃气散，或血瘀气滞，仍属内科，盖人身只气血两端，终不能分内外也。惟望分业内外者，仍合内外为一贯，而精深以求之。"鉴此，可知从事伤科者，焉得弃内科而不讲乎？唯"精深以求之"一语，当三复斯言。我们在日常接诊中，所遇患者情况各异，每多杂病来就，一种似伤非伤，似损非损，病者果疑于似伤而来，医者岂能混以为伤而治？审视之后，多痹证之属也。故略说如下。

凡周身体痛、骨楚畏寒，当于痹证中求诸。如体寒者，《素问·逆调论》曰："阳气少，阴气多，故身寒……"此阳气不通故耳，当扶阳通卫。骨痛者，《灵枢·五邪》曰："邪在肾，则病骨痛阴痹。"此肾真虚寒也，宜固益肾气。若皮顽不知痛痒者，《素问·痹论》曰："皮肤不营，故为不仁。"此气血失养也，宜益卫和营。若风与湿并，发为热痹者，《素问·痹论》曰："其热者，阳气多，阴气少，病气胜，阳遭阴，故为痹热。”当以清化为主。倘项、肩、胸、背、胁、腰、四肢等筋骨疼楚，骨节欠强，须知肩背痛则兼肺经，腰背痛则兼肾经，胸背互换痛，须辨若气若痰，项连背而牵痛则兼督脉与膀胱之经。四肢之痛，先哲虽有以上肢痛系手六经之病，下肢痛系足六经之病，若不究病根所在，穿凿附会，反失之于泥。故有当别何经何络，亦有不必分经络而治，要在知其致病之因。《诸病源候论》曰：“风邪随气而行，气虚之时，邪气则胜，与正气交争相击，痛随虚而生。”而治法当辨虚实之异，内外之殊。气虚血亏乃其病本，夹风、夹寒、夹湿、夹痰是感邪之由。故或补，或通，或祛风，或散寒，或化湿，或消痰，或清络，孰先孰后，各随其所需而施治。

（三）经验方药

1. 手法与固定

手法是外治的一个重要环节，多用于外伤筋骨方面。《医宗金鉴·正骨心法要旨》说：“夫手法者，谓以两手安置所伤之筋骨，使仍复于旧也。”又说：“故必素知其体相，识其部位，一旦临证，机触于外，巧生于内，手随心转，法从手出。”指出了手法运用的心得。

伤科手法的临床运用，各家所使有所不同，但殊途同归，其理一致。石氏理伤手法，一般常以“十二字”为用：拔伸捺正、拽搦端提、按揉摇抖。另外，用手绑扎固定的方法似亦可附列于手法之内。

骨折，事前必须仔细比摸和视折审断。严重的，多成重叠或错乱，要仔细地“拔”“伸”，耐心按“捺”平“正”，然后敷药，绑扎固定。脱臼上骱时，宜两手并用，左右分工，右手为主，左手为辅，摸清骼位，右手或“端”或“提”，相机而行；左手也须随着相辅，或“拽”或“搦”，都要稳而有劲，柔而灵活。伤筋，多注意各个关节处，因为伤筋大多是扭伤而起，易伤筋膜。倘肿而不显者，往往复原较迟，以及骨折接续后期易于强硬，应适当地因人、因事及时运用“按”“揉”“摇”“抖”等理筋手法。接骨前后须注意理筋，使其活动顺和，以符伤科“动静结合”的治疗原则。

这些手法的前提和后续是“摸”，摸是《医宗金鉴·正骨心法要旨·手法释义》的第一法：“用手细细摸其所伤之处，或骨断、骨碎、骨歪、骨整、骨软、骨硬、筋歪、筋正、筋断、筋走、筋粗、筋翻、筋寒、筋热，以及表里虚实，并所患之新旧也。先摸其或为跌扑，或为错闪，或为打撞，然后依法治之。”即使今天有多种影像学检查可资了解伤病的性质与程度，仍必须由摸而使之具体化，真正地了然于心，即所谓手摸心会，这样才能正确地施以手法，治疗后是否复归于旧也是依手摸才能断定。

绑扎固定，《医宗金鉴·正骨心法要旨》所谓“制器以正之，用辅手法之所不逮”，是体现手法成果的唯一手段。固定的重点应在“断端左近”，用三条带缚，以“中心一条带为主”，缚时要适当压紧，两头可以较松。压紧的目的，在于使骨位不致移动；

较松的道理，在于使血气得以流通。尤其在近关节处，更宜注意其屈伸活动。一般长骨骨折与近关节处有别，根据情况，绑扎时或一端须超过关节。固定的要求是绑扎固定物与肢体匀贴，二日或三日后复诊时绑扎不松弛、不变样，否则难以达到固定的要求。

2. 针刺

通常称的“针灸”，主要是针刺，它是中医治疗的重要手段。古今中医大家多见善用针刺者，裘沛然教授是针灸大家，邓铁涛教授20世纪90年代所著的临床经验介绍中不乏间予针治的案例。石氏第三代执业“伤、外科，兼针科”，脑气震伤案中“先针刺巨阙、风池”，使患者由神昏得醒，而后用药。其对闪腰岔气及劳损风湿等症常针药并用：闪挫腰痛不可转侧，针肾俞及腰部阿是穴以宣泄腰脊经络间滞气，针后多能立即起坐活动，并复外敷内服，以调气血、固腰脊，促使早日痊愈。针法为扶患者端坐，取针后持针向下，约与皮肤成40°，斜刺入，捻转提插，候得气后，再捻转提插数次，疾出针而不留针，针刺后局部用拇指按揉。再如落枕，可针风池、肩中俞以祛风通络，劳损风湿则多于患处就近取穴，徐徐用提插捻转，疏通气血。

3. 外用药

伤科外用药最具代表性的是膏药，各家都有承传的处方。膏药原药多呈黑棕色固体，称为“膏药肉”，系处方诸药用油煎熬，药枯去渣再熬至滴水成珠，加入东丹，搅和静置，待其结块后收贮而备用。使用时将其加热熔化成稠膏状，摊于布或纸上，贴在病损处。亦或先摊于布或纸上，待其干结收贮，临用时加温使稍得熔以贴。

另一类常用的是敷药，诸药打粉用饴糖，或醋，或酒，或水，或鲜药汁，或凡士林，调和至适当稠度，摊在纸或布上贴用。外伤皮肉筋骨，损伤有定所，用敷药或膏药直接贴在受伤的部位，使药性从外而入，或提而外泄之，或消而散之，有时比内服更易奏功。

三、上海石氏伤科流派传承脉络

石氏伤科肇始于清同治年间，至今已有 140 多年的历史。

第一代创始人石兰亭，曾为武林中人，善于将传统武术功夫与理筋整骨手法、内治调理方药熔于一炉，创立了中医伤科独特的诊治方法。

第二代传人石晓山，自幼随父练武习医，着重研习医道，尽得家父所传，又将薛己“十三科一理贯之”学说融合于伤科，并将伤科与针灸、外科相结合，临床擅长伤科内治，疗效甚著，形成石氏伤科一大特色，是石氏伤科的奠基者。

第三代传人石颂平伤科又兼外科，石筱山、石幼山为上海有影响的伤科医家，临证同时带徒授业。20 世纪 50 年代中期，上海中医学院成立，他们承担伤科的主要教学工作，诊务之余撰写治伤经验的论文，考察伤科发展的历史与编选医案。至此，石氏伤科成为较为完整的学术流派。

第四代传人有石纯农、石仰山、石印玉、诸方受、施杞、石鉴玉等。他们继承石氏伤科的理论和临床诊疗能力，在当代社会疾病演变过程中既沿袭老传统，又勇于创新，对骨与关节退行性疾病的诊治理论和治则方药有所探索，在优化诊治方案和研制药物方面都有发展。

第五代传人有詹红生、王拥军、林定坤、石瑛、石琤等。他们通过传承石氏伤科临床治验，并借力于现代科技，创新学术理论，丰富特色诊法，拓展疾病治疗范围，其中以詹红生教授为主要代表人，形成了“筋主骨从、筋为骨用”的学术思想。

附：石氏伤科流派传承谱系

第一代：石兰亨。

第二代：石晓山。

第三代：石颂平、石筱山、石幼山。

第四代：石纯农、石仰山、石印玉、诸方受、施杞、石鉴玉等。

第五代：詹红生、王拥军、林定坤、石瑛、石琤等。

四、上海石氏伤科流派当代发展情况

自20世纪80年代以来，在改革开放的浪潮中我国经济得到蓬勃发展，国民物质、文化生活水平得到快速提高，我国医学科学事业也得到了长足发展，人们对自己祖国优秀民族文化的自觉、自信和自为的觉醒也在与日俱增。在党和国家的大力扶植下，我国中医药事业的振兴成绩卓越，在“继承、创新、现代化、国际化”的战略目标下，中医药特色优势在有中国特色社会主义卫生事业中的贡献度比重不断增加。中西并重，促进中医药事业持续良性发展，已经成为中华民族伟大复兴的中国梦重要组成部分。

最近 30 年来，我国人口老龄化的速度已经超越西方社会，加之生活水平的提高，随着人口老龄化和生活现代化，尤其是交通高速化、驾车普及化、家庭电气化、办公电脑化，因而出现了两大类伤病人群，即慢性退行性疾病人群和急性创伤性疾病人群。这是当代对骨伤科学提出的挑战，需要我们去面对和解决如此广泛的社会需求。

石仰山教授立足于上海市黄浦区中心医院，对石筱山伤科开展了系统的发掘整理工作，形成了较完整的石筱山伤科学术思想和经验系列研究成果。石仰山教授亲自成立并主持了“石氏伤科研究室”，数十年间培育了一大批优秀的石氏伤科传承人（包括上海市非物质文化遗产“石氏伤科疗法”代表性传承人邱德华、李浩钢主任等），并和施杞教授一道将石氏伤科辐射至广东省中医院，也先后培育了数十名传人（包括骨伤科主任林定坤，以及陈博来、苏海涛、许少健、喻秀兵教授等）。第四代传人诸方受教授历任南京中医药大学伤科教研室主任，数十年来培育了一大批石氏伤科优秀传人（包括南京中医药大学原副校长黄桂成教授，骨伤科马勇、王培民教授等），他们都在传承的基础上不断拓展事业，取得了临床和科研的众多成果，石氏伤科在苏南故土、大江南北名闻遐迩，彰显了石筱山伤科学术流派的魅力和活力及其理论高度、技术广度和内涵深度。

施杞教授立足于先生生前的上海中医药大学附属龙华医院，在吴诚德、杨志良、赵光复、侯宝兴教授等历任主任工作的基础上，在“一体两翼”，即坚持以继承中医学的理论体系和历代各家学术成就为主体，以汲取并研究中国优秀传统文化，引进并运用现代生命科学最新成果为两翼的中医骨伤科学术发展之大鹏战略思想的指引下，致力打造高水平继承创新平台，先后在原有骨伤科基础上建成脊柱病研究所，并使其成为国家中医临床研究基地、国家重点学科、教育部重点实验室，国家中医药管理局重点研究室、实验室，硕士、博士研究生培养点和博士后流动站。施杞教授利用这一平台，运用石筱山伤科理念和经验开展对急慢性骨伤科常见病防治基础理论及临床的系列研究，并积极开展与美、英、日、澳等国著名大学的合作研究，承担了众多国家及部市级重大科研项目，科学地阐明了石氏伤科治病疗效的机制，获得了一批奖项，培养了一大批弟子。

施杞教授重视中医人才的人格培养，强调中医人才应具备民族自信、文化自信和学术自信。50年来，施教授培养出一大批既秉承中医传统学术，也熟稔现代科学研究方法的人才，其中硕士95人、博士57人、博士后10名、高徒25名、进修人员500多名。其弟子们都已成为科研、临床和医学教育的栋梁之才，桃李芬芳。毕业学生中有60余人成为全国各地本专业骨干。其中王拥军博士已经获得国家“973”计划首席科学家、国家杰出青年科学基金获得者、长江学者奖励计划特聘教授、全国先进工作者、全国优秀科技工作者、国家“万人计划”百千万工程领军人才、上海市科技精英等等荣誉，并享受国务院政府特殊津贴；彭宝淦博士作为中国武警总医院（现解放军第三医学中心，下同）脊柱外科主任获得国家科学技术进步奖二等奖；张俐博士成为福建省五一劳动奖章获得者、福建省杰出科技人才、国家新世纪百千万人才工程人选、全国三八红旗手；谢林博士成为江苏省十大优秀青年、全国五一劳动奖章获得者；姜宏博士成为江苏省有突出贡献中青年专家、全国五一劳动奖章获得者。此外，毕业学生及私淑弟子中肖鲁伟、周重建、林燕萍、郝永强、崔全起、周红海、陈锋、吴弢、万超、周军、胡志俊、莫文、葛京华、谢兴文、孟庆才、肖涟波、陈博来、方锐、邬学群、张军、饶耀剑、叶秀兰、高翔、程少丹、崔学军、梁倩倩、张霆、许超、李晨光等人也都成为学术领军人才和优秀青年学术人才。2012 年，施杞教授荣获上海市第二届教书育人楷模。

薪火相传，继往开来，时至今日，石筱山伤科依然在民众中广有影响。传承并弘扬石筱山先生学术思想及其独特技术，是我国中医骨伤事业及各位弟子事业发展的需要，也是石氏传人的历史责任。为此，在上海市卫生和计划生育委员会（现上海市卫生健康委员会，下同）、上海中医药大学、南京中医药大学、上海市黄浦区中心医院、龙华医院领导的关心和支持下，在相关单位的赞同下，“石筱山伤科学术研究中心”于 2012 年 9 月在龙华医院正式成立。石筱山弟子及传人已有 400 余名，其中具有高级职称的专家有 100 多名，分布海内外，在中医流派中是一个较为突出的优秀群体，石筱山伤科因而名闻江浙沪及至全国。研究中心开展工作的基本思路是坚持继承，石门探幽，保存传统，弘扬特色；深化研究，努力创新，发皇古义，彰显优势；同心合力，共谋发展，互助互利，打造一流。在这一思路指导下，龙华医院、上海市黄浦区中心医院、南京中医药大学、广东省中医院等单位石筱山先生主要传人达成联盟共识，一致认为本中心的成立有着重要的历史和现实意义，并已具备基本条件，决心共同为研究中心的建设与发展做出努力，从而在我国中医骨伤学科发展的征程中，将先生开创的事业推向前进。

第二节　福建南少林骨伤流派

一、福建南少林骨伤流派历史渊源

福建少林寺长期以来在海内外有着广泛而深远的影响，已成为一种具有强烈文化认同的集体记忆。由于福建地处南方，相对于北方的嵩山少林寺，人们习惯上又称其为“南少林”。

相传隋末“十三棍僧勇救唐王”，河南嵩山少林寺因此以禅宗和英勇武功博得“天下第一名刹”的美誉。由于战乱，部分僧人南下福建兴建南少林寺，将北少林的功夫融入南方拳术，创建了蜚声海内外的南少林拳。此后，南北两少林并驾齐驱驰骋在中国的佛教界和武术界，世称“南少林”和“北少林”。南少林骨伤流派就是在僧人的长期练武疗伤中逐渐孕育而生的。

二、福建南少林骨伤流派特色

（一）医武结合

南少林在传承过程中的武术及医学已成为最能体现我们丰富文化底蕴的瑰宝中的两样。武术，同中国古代哲学、军事、艺术各方面有着种种联系，而与医学之间的关系尤为紧密。首先，从武术的发展情况看武术与中医之间的关系。武术与中医是华夏民族文化中的两颗明珠。它们都是在相同的历史背景下，在相同的哲学基础上产生、发展起来的。武术的拳种主要是因搏击格斗的实战要求而在长期社会发展中演变而来的。每一个拳种的形成、发展，几乎都或多或少地受到医学的影响，从而具有很高的健身医疗价值。如少林拳的产生原因之一就是为了克服坐禅而导致的萎靡不振，而“少林伤科医术”为少林传承的重要组成部分。其次，“拳起于易，理成于医”，它高度概括了武术理论与医学之间的紧密关系，体现了中医的传统理论。

1. 整体观

“整体观”思想强调“天人合一”的观点，认为人的生命活动与宇宙自然是休戚相关的，人和自然是一个“整体”。《灵枢·岁露论》中说：“与天地相参也，与日月相应也。”中医学认为人是大自然的产儿，人离开了“天地”所供给的环境条件是一刻也不能生存下去的。中医学称这个提法为“天人合一”。在武术中也可以发现这一思想，武术的健身活动，不管是哪种门派，都强调练功要结合“天地”所给的条件。“闻鸡起舞”，清晨练功就有吸收大自然的清新空气的意义；“冬练三九，夏练三伏”，冬就是依照时间运行规律，选最艰难的季节来练功。此外，武术中的一些内功训练也有直接运用中医的“五运六气”“子午流注”等理论原理。这些练法的一个基本特征就是把时辰变化和人体本身变化结合起来。在武术拳论中，如太极拳、形意拳、八卦掌等都包含有“天人合一”的思想。

2. 阴阳辩证

“一阴一阳之谓道”，“偏阴偏阳谓之疾”，“万物负阴而抱阳”。阴阳思想贯穿于中医学“理、法、方、药”各个方面，中医学对人体生理、病理、诊断、治疗、药物等无不以对立统一的阴阳学说加以论述。中医学认为，人是一个“对立统一”体，人体的生命活动体现了阴阳两极的相互变化。故治病的总原则就是“阴平阳秘”，即平衡阴阳两极的对抗趋势，对证下药，辨证施治。武术理论直接受此影响，作为中医指导思想的阴阳学说，也就构成了传统武术理论的思想体系。武术技击是攻防之争，敌我两方就像阴阳两极一样。古人说：“良将用兵，若良医疗病。病万变，药亦万变。病变而药不变，厥疾弗能瘳也。”在敌我双方的对抗中，攻防、进退、刚柔、动静、虚实、奇正、开合等对立的矛盾就是根据“阴阳”这一基本原则来进行的。古典拳论中，有“阴来阳破，阳来阴破”“阴阳相济，方为懂劲”之说，如此等等，皆是阴阳辩证思想。

3. 形神相关

“形”，即外表形态；“神”，即内在的意志活动。“形”是人体的物质基础，“神”是人体的灵魂。中医称之为“形神相关”。《素问·上古天真论》记载“形与神俱，而尽终其天年”，把人的躯体生存和思维活动联系起来，这是符合人的本身活动规律的。中医在治疗疾病的过程中，也是结合“神”来进行的，而不是机械、死板地对待患者。武术中运用“形神相关”的例子很多。明代唐顺之在《武编》说：“战胜攻取，形之事，而用在神；虚实变化神之功，而用在形。”他把“形”与“神”的关系绝妙地展现在人们的攻防战斗中。武术技击的意义就在于用“神”来指导肉体之“形”进行格斗。在武术练习中也处处提倡“形神相关”，如练太极拳要做到“形如搏兔之鹄，神如捕鼠之猫”。传统武术都兼有内外功的练习，外功着重练习“形”，内功着重练习“神”。

4. 藏象相关

中医藏象学说也同样构成武术的重要基本理论。比如中医认为“心为君主之官，神明出焉”，所以《素问·灵兰秘典论》云“故主明则下安，以此养生则寿”。中医所谓的“心”在很大程度上是指中枢神经系统的功能。武术充分应用这一理论，强调“心”对运动的重要意义，主张武术锻炼应该在“心”（意念）的指挥下以达到运动的高深境界。如形意拳也称“心意拳”，主张“心意诚于中，肢体形于外”，就是说要使外形和内意高度和谐统一。少林拳亦是如此，认为拳术应注意“四梢”，即发为血梢，指为筋梢，牙为骨梢，舌为肉梢。在行拳或交手时，必须练发欲冲冠、指欲透骨、牙欲断筋、舌欲摧齿。意念一发动，心颤四梢皆至。四相一齐，内劲即出。可见，离开了中医的藏象理论，武术运动的拳理也便无从解释。

（二）南少林医武结合的特点

南少林武医能识别“病经宿瘀”，从伤后传变与蓄瘀病灶入手来诊治疾病。近年有南少林传人将其武医真谛公布于世，武术武医并蒂之奇葩重现人间。其中对“至餮至痨”“后背受伤、命门作痛”“沉积而坚毒化成癌”等内伤后遗症的病理总结，比明代异远真人《跌损妙方》中一穴损五经之说更深入、更具体。南少林在继承北少林经穴伤方的基础上，根据病变属性所偏而灵活化裁，多增以江南常见之草药为佐、为使，活血化瘀而又能平肝凉血，比之北少林医经方更见制宜灵活、整体权衡。

由一伤医而为大内全医，均在诸先武医之前。特别对久年宿瘀所产生的五劳七伤证，其所创立的内外同步法往往能起沉疴。不知宿瘀之所在，全身泛泛活血化瘀以治，根本无法触及根源；而更于原瘀处重新将伤瘀托出体表，是其有异于任何界内外武医、时医之法。中医院校虽有骨伤内伤学，但至今临床并无内伤专科医师。无论是对目诊之深入研讨，还是对瘀变病理的全面发掘，至今医界仍可谓是盲区。现代瘀血型疑难病症，包括心神经症、咽神经症、失眠癔症、大脑供血不足症、血管硬化、胆肾结石、胸肺积液积水、慢性支气管炎、哮喘、各型慢性胃炎、胆囊炎、慢性病毒性肝炎、肝硬化，甚至各脏腑癌变的早期测防、癌症术后抗复发抗转移等；躯体各部位如肩、项、背、腰、手臂、腿足等肌筋脉肉之萎缩、失用等；以及众多各体系不明原因的疑难症。

至今，西医学的科学仪器仍然无法鉴定软组织久年伤瘀的部位、层次、范畴，而传统的目诊对之仍不失为最有效的方法。在中西医辨病辨证结合的准则下，运用目诊及内外同步法，全力应用于上述中西医常规疗法经久无法治愈的诸内外瘀血型疑难病症，临床均取得了突破性疗效。近年《伤瘀变病——内伤疗法》一书已整理出版，相关论文发表于《中医杂志》《中医药信息杂志》《福州中医》《中国非药物疗法》《福建中医药大学学报》等。对《论“伤瘀变病”诊治体系的特色和意义》一文，专家热情赞扬和鼓励曰:“早闻福建南少林武医，终于见有传人。”经穴宿瘀为主导的伤瘀变病——内伤疗法，其命题非常博大、意义深远，且很有现实意义。目诊准确报出病经宿瘀，为外治攻托提供准确的靶位，以物理的治力与化学的药力内外同步托瘀，令宿瘀这种主导的病源与其复杂恶顽无从逆料的变病，得到同步的治理。

（三）医武结合的理论基础——通督强脊、扶固阳气

“通督强脊”理论是指通过疏通督脉，以扶固人体阳气，强壮脊柱功能，以达到防治疾病的学术观点。在中医发展的历史过程中，“通督强脊、扶固阳气”的观点很早就有，并且在疾病的防治中得到了较好运用。

脊柱亦称脊梁，为人体的中坚之本，在人体中的地位若天与日，是人体阳气蕴藏、汇集、运行的主要通道。先辈在几千年前即已提出“未病先防、既病防变、瘥后防复”的“上工治未病”思想，而脊柱的健康是人体健康的关键所在，因此在“治未病”中的意义重大。探讨“通督强脊，扶固阳气”的历史渊源，对不断总结和提升其防治疾病方法、融会贯通、举一反三，同样有着不可忽视的作用。

1.“扶固阳气”理论的历史渊源

中医学作为中国传承文化的瑰宝，诞生于古代劳动人民对生活经验的不断总结，在疾病治疗和预防保健中发挥了巨大作用。其间随着时代变革与历史发展，衍生了许多流派，论著颇多。《黄帝内经》和《伤寒杂病论》为中医学领域的两大代表作。以《黄帝内经》和《伤寒杂病论》的理论为基础，各个流派在不同的时代背景下提出了不同的观点，其中以“扶固阳气”一说影响最为深远。

早在中国古代哲学典籍——《周易》中就形成了易学贵阳贱阴、扶阳抑阴的自然哲学思想。如《周易·乾》说：“大哉乾元，万物资始，乃统天。”《周易·坤》说：“至哉坤元，万物资生，乃顺承天。”《周易·系辞下》亦说，“天地之大德曰生”，“生生之谓易”。可见《周易》在阴阳关系中更重视阳气的生化作用，这些思想对中医学的影响是很大的，在《黄帝内经》《伤寒杂病论》及后世历代医家的论著中都有相关的论述和运用。

《素问·生气通天论》曰，“阳气者，若天与日，失其所则折寿而不彰”，“凡阴阳之要，阳密乃固”，“阳气固，虽有贼邪，弗能害也”。这是中医学扶阳抑阴思想的最早表述，说明人体的阳气好像自然界的太阳。自然界没有太阳，万物就不能生长，如果人身阳气不足或丧失，就会使功能减退，从而影响健康，缩短寿命，甚至“折寿而不彰”；阳气旺盛则能抵抗外邪侵袭，说明了阳气在养生预防保健中的重要作用。再者，“阴静阳躁”，“阳化气，阴成形”（《素问·阴阳应象大论》），一切有生命的物体，都处在“无不出入，无不升降”（《素问·六微旨大论》）的新陈代谢过程中。只有通过升降出入运动，才能维持生物体的生存。“非出入，则无以生、长、壮、老、已”（《素问·六微旨大论》），人体就不能完结天赋的自然寿命；“非升降，则无以生、长、化、收、藏”（《素问·六微旨大论》），新陈代谢停止，生命活动也就终止了。人体在升降出入新陈代谢过程中，由于阳气本身具有“躁”的特性，同样起着主导作用。总之，《黄帝内经》认为人体的阳气是人体生命活动的动力来源，阳气“动而不已”（《素问·六微旨大论》），“失其所则折寿而不彰”，“阳气固，虽有贼邪，弗能害也”（《素问·生气通天论》）。

这种重视阳气的思想在《伤寒杂病论》中也得到了重视和发挥。综观《伤寒杂病论》一书，其在辨证论治、处方用药方面处处体现了扶阳抑阴的思想。试以其用药规律为例，张仲景的《伤寒论》中习用桂枝、甘草、大枣、生姜、黄芩、干姜、半夏、人参、大黄、白芍10味中药。《金匮要略》中习用黄芩、干姜、半夏、当归、桂枝、白芍、甘草、生姜、大枣、麻黄、大黄、白术、附子、人参、茯苓、枳实16味中药。由此可见，仲景用药多温热，少寒凉，其意即在顾扶人体的阳气。

《黄帝内经》及《伤寒杂病论》的这些论述和运用一直影响到宋金、明代，形成了中医史上的温补学派。其中代表人物张景岳倡导“阳非有余，阴常不足”之说，其在《类经图翼·医易义》中曾用易理分析了阴阳的关系：“易有万象，而欲以一字统之者，曰阳而已矣；生死事大，而欲以一字蔽之者，亦曰阳而已矣。虽曰阳为阴偶而乾阳健运，阴为阳基而坤静常宁，然坤之所以得宁者，何莫非乾阳之所为？”他在《类经图翼·大宝论》一文中更进一步阐发了扶阳抑阴、阳非有余之说，如“凡万物之生由乎阳，万物之死亦由乎阳。非阳能死物也，阳来则生，阳去则死矣”；“天之大宝，只此一丸红日；人之大宝，只此一息真阳。孰谓阳常有余，而欲以苦寒之物伐此阳气，欲保生者，可如是乎？”

2.“通督强脊”的理论渊源及作用机制

（1）督脉的循行路线

督脉为阳脉之海，对于督脉的循行，《素问·骨空论》曰：“督脉者，起于少腹以下骨中央……至少阴与巨阳中络者，合少阴上股内后廉，贯脊属肾。与太阳起于目内眦，上额交巅上，入络脑，还出别下项，循肩髆内，侠脊抵腰中，入循膂，络肾……”《灵枢·经脉》曰：“督脉之别，名曰长强，挟膂上项，散头上，下当肩胛左右别走太阳，入贯膂。”《难经》说：“督脉者，起于下极之俞，并于脊里，上至风府，入属于脑。”督脉为阳脉之海，手足三阳经均与其交会，故其对全身的阳经脉气起着统率和督促的作用。又因督脉与任脉相衔接，而任主一身之阴，为“阴脉之海”，因此督脉与十二经脉联系密切。另一方面，督脉循行于头部、脊柱内和脊柱两侧，与足太阳膀胱经相邻，督脉之别“别走太阳”，并与足太阳经多处重叠，经气交通，共主一身之阳气。五脏六腑之气皆通过背俞穴与足太阳经相联系，故督脉与脏腑的功能活动密切相关。

此外，“阳主动，阴主静”，“阳化气，阴成形”。督脉上络脑，脑功能的正常发挥依赖于督脉所统领的阳气的温煦和推动作用。首先，“头为诸阳之会”，阳经经气的盛衰与脑功能正常与否关系密切。督脉可以通过调节阳经经气以维持脑的正常功能。督脉阳气充足则脑功能活跃，神思敏捷；督脉阳气虚衰则脑功能低下，神思迟钝。其次，督脉阳气亏虚则一身阳气皆不足，不仅使脏腑功能活动低下，气血津液生化不足，而且输送乏力，气血津液难以上奉脑窍，这都会导致脑窍空虚，神失所养。再次，阳失温运，则气血不畅，水湿停聚，痰浊瘀血闭阻经络。若痰瘀阻滞脑络，则清窍受扰，神机不用。故督脉通，督阳振，则一身之阳充盛，阳能卫外，腠理致密，以御外邪之侵袭，故张洁古说：“督脉，其为病也，主外感风寒之邪。”督阳衰，则一身之阳尽衰。故而通调督脉，补督助阳，首先可以鼓舞一身之阳气，温煦脏腑，激发五脏六腑和脑的功能活动；其次可以升举清阳，祛瘀阻之痰浊，启蒙蔽之神志。

（2）督脉的生理功能

1）维护阳气，卫外御邪：督脉为阳脉之海，统摄诸阳，与各阳经交会，可通达阳气于皮肤腠理，具有抵御外邪侵袭的功能。

2）温煦脏腑，敷布命火：督脉联络诸经，且通过其分支与肾相连，故叶天士有“八脉隶于肝肾”之说；肾为命门之所在，内藏元阳，为全身脏腑动力之源；督脉“贯脑属肾”，与肾、脑关系密切，且元阳要借助于任督二脉通行元气而布达于全身。此外，命门动气须与督脉之气相结合才能发挥力量，而命门的功能实际上是督脉之气与肾中动气相结合的综合功能。

3）通达阳气，养脑益髓：督脉为诸阳经总汇，总督诸阳，其“贯脑属肾”，与肾、脑关系密切。阳气充则骨正筋柔，阳虚则寒，寒则筋拘挛，若督脉气衰，阳气不振则可致痹证、腰背疼痛、脊柱强直等病证，亦可致中风失语、半身不遂等。

4）主生殖，参与生化：《素问·骨空论》云：“督脉者，起于少腹以下骨中央，女子入系廷孔……其络循阴器合篡间，绕篡后……合少阴上股内后廉，贯脊属肾。与太阳起于目内眦……还出别下项……侠脊抵腰中，入循膂，络肾……此生病……为冲疝。其女子不孕，癃痔遗溺嗌干。”可见督脉与人的生殖功能密切相关。另外，在营气的生化过程中，督脉的气化作用对其有着重要影响。

三、福建南少林骨伤流派传承脉络

第一代：林达年。

第二代：林邦勋。

第三代：林如高。

第四代：林子顺、林信泉、林秋、林芬、林熙勇等；福建中医药大学张安桢、王和鸣、陈新民等；香港特区陈忠良；海外谢存灼（新加坡）、张大勇（菲律宾）等。

第五代：张俐、王诗忠、李楠、陈水金、修忠标、聂达荣、宋红梅、陈泽荣、陈宇城（澳大利亚）、张爱平（新加坡）、余丹丹（新西兰）、黄胜杰（马来西亚）、李学正（瑞士）等。

第六代：张燕、刘宇、伏勇、林庆宾、李梵、林翔、杨代和等。

四、福建南少林骨伤流派当代发展情况

南少林骨伤流派在林氏中医骨科世家经过近 200 年的实践、传承和发展，于骨伤的诊断、复位、固定、练功以及内外用药等方面均有独到之处，其学术思想和临床经验主要体现在：辨证治疗骨折，注重手法整复；究本溯源，善治筋伤；阐发痹证的病因，崇尚辨证论治；论述痿证病因病机，主张治痿独取阳明。在长期的骨伤医疗实践中，南少林骨伤流派总结了骨伤药物内治法，主要有三种：按病程三期辨证施治；按部论治；按子午流注施治。林氏骨科有大量的秘制验方以及南少林练法，目前临床广泛使用且疗效显著的丹、膏、丸、散、酊剂等系列药品达 30 多种，具有独特的疗效和很高的科研与开发利用价值。

林氏中医骨科世家有家族传承和师徒传承两种传承方式。过去林氏家族的骨伤医术是“传内不传外，传媳不传女”。自 20 世

纪60年代起，林如高打破家规，以带徒的方式，对外传授骨伤医术。经他培养的学生在骨伤的医术和研究方面多有建树。随着林氏中医骨科世家部分后人及传人陆续走向中国香港特区、新加坡、菲律宾和美国等国家和地区，林氏骨科医术在各地均有发展，得到了当地人民及华侨的认同与赞誉。

2013年9月15日，海峡南少林手法医学协会成立大会在闽江举行。在海峡南少林手法医学协会成立大会之后举行的国家中医药管理局继续教育项目“南少林理筋整脊康复技术”学习班上，到会的代表热情高涨，积极参与。协会第一届理事会领导班子表示，海峡南少林手法医学协会的成立是广大手法医学工作者的一件大喜事，协会将不负重托，团结一致，共同将“海峡南少林手法医学协会”办成联系海内外手法医学工作者的纽带与桥梁，彰显南少林手法特色。

王和鸣教授是著名的中医骨伤科专家、医学教育专家、福建中医药大学骨伤系创始人之一，从事骨伤科临床、教学及科研工作50余年。其学贯中西，博采众家之长，在理筋整脊疗法方面造诣颇深。王和鸣教授通过整理福建骨伤科名老中医林如高正骨理脊手法，同时收集、查阅大量文献资料，结合西医学研究，创建了一套理论和实践相结合的独特理筋整脊手法。这套手法根据颈、胸、腰椎等不同部位，结合前屈、后伸、中立三种不同体位，创出36种理筋整脊手法，通过恢复脊柱生理曲度，使脊柱迅速恢复内外生物力学平衡，具有保健、康复和治疗功能。

第三节　四川何氏骨科流派

一、四川何氏骨科流派历史渊源

何氏骨科起源于蒙古族传统骨伤科。据《成都满蒙族志》《巴蜀史志》《成都少城史料》记载，何氏骨科由何氏先辈蒙古族特呼尔氏创立，迄今已有300余年的历史。特呼尔氏系蒙古族医武世家，每代均有人在军中担任医官。公元1644年，清摄政王多尔衮奉世祖福临（顺治）旨，由满洲进山海关入中原，时任军中医官的何氏先辈随军迁徙，1718年因与准噶尔作战，调荆州满蒙族混合编制的驻防八旗官兵3000名进驻四川，何氏先辈随军到成都。公元1721年战事平息，应四川巡抚年羹尧奏，选留官兵匠役2100余名永驻成都，何氏先辈因之定居西蜀少城（今成都市柿子巷），因属八旗统辖，故称“旗人”，何氏家族系镶蓝旗，三甲。其第三代传人何兴仁，曾任成都西校场八旗军医官。何氏先辈因随军转战而广泛接触了满、汉族文化，逐渐融蒙、满、汉族传统骨伤科及其武学为一体，使何氏骨科在历代传承中不断丰富和发展，尤其至第四代传人何仁甫，何氏骨科开始吸取西医学长处，临床疗效蜚声遐迩，理法方药自成体系，于20世纪上半叶发展成为四川中医骨科著名学派之一。

二、四川何氏骨科流派特色

（一）重视有形之“血”，更重视无形之“气”

骨伤科素有“损伤一证，专从血论”之说。清代张璐说：“损伤一证，专从血论，但须分有瘀血停积与亡血过多之证。盖打扑堕坠，皮不破而内损者，必有瘀血。”其后，《医宗金鉴》和《伤科补要》等书都引述了这一论点。到清末唐容川著《血证论》，更使人觉得损伤只能从血论治。何氏骨科在数代临床实践中认识到：应重视有形之“血”，更应重视无形之“气”，换言之，“从气论治”才是损伤治疗大法。为了阐明这一论点，下面从实践、理论方面加以阐述。

1. 重视有形之“血”，更重视无形之“气”的临床价值

何氏骨科从自己历代的临床实践中总结出重视有形之血，更应重视无形之气，这体现在检查、手法治疗、用药、固定等诊治的各个环节。骨伤科检查，是治疗骨伤病的第一环节。没有全面正确的检查，就无法做出确切的诊断，也就无法及时而且恰当地治疗骨科伤病。骨伤科检查的方法很多，有生物化学的、物理的……但中医骨伤科使用得最广泛的是物理检查。骨伤科医生若能熟练、正确、仔细认真地进行临床检查，通过分析、综合、归纳、辨证，便可做出较正确的诊断。所以说临床检查是最优先、最重要、最基本的检查。何氏骨科临床检查不仅包括一般的物理检查，还特别重视“气”。古云：“气伤痛，形伤肿。”虽然多数骨伤疾病都是肿痛兼备，气形俱伤，但具体到某一病证，常有不同的偏盛。单肿不痛者少，单痛不肿者就多些，说明气伤比形伤更为广泛。何氏骨科对患者的阵痛、持续痛、剧痛、隐痛、锐痛、钝痛、刺痛、跳痛、按压痛、活动痛、牵引痛、放射痛都仔细分辨，从而探知气伤的状况。然后综合各方面的检查结果，得出确切的诊断。

手法治疗是骨伤科治疗的重要方面。有人主张新伤不用手法治疗，说是新伤采用手法会加剧损伤，导致严重的内出血，使肿痛加剧，延长疗程，影响愈合；有人则主张新伤应及早运用手法，使血回故道、筋回槽，患者方可早日康复。二者各执己见，莫衷一是。何氏骨科认为，双方都有正确的一面，又都有不足的地方。新伤若采用不恰当的治疗手法，强烈刺激患部，确实会加重内出血，使肿痛更剧，影响愈合；而不用手法治疗，使患部保持损伤时的原状，在许多病例中同样会延长疗程。何氏骨科在手法治疗中重视“气”，认为手法的首要作用在于使“气”通畅调达。这样的手法，无论在损伤的早期还是中后期，无论是骨伤还是骨病，都不会因手法而影响疗效，只会由于手法的使用而提高疗效。

何氏骨科在自己的配方中，无论是损伤的初期、中期和后期，还是各种骨病的不同时期、不同诊治和用途，其各种方剂都十分重视气分药的使用。例如当归辛甘温润，以甘温和血，辛温散寒。它既补血、养血，又能柔肝益阴、活血止痛，是骨伤科养血活血的常用药。何氏骨科在使用当归时常伍用气药川芎。川芎辛温香窜，走而不守，能上行颠顶，下达血海，外彻皮毛，旁通四肢，为血中之气药。当归以养血为主，川芎以行气为最，故二药伍用，气血兼顾，养血行气，活血散瘀，止痛能力亦增强。桃仁、红花、苏木为破血行瘀、消肿止痛药，在骨伤科中应用极为广泛。何氏骨科用青皮配伍桃仁、红花、苏木，依靠青皮疏肝破气、沉降下行之峻力，大大加强了桃仁、红花、苏木破血行瘀、消肿止痛的能力。下元虚冷、风寒湿外邪入侵，是许多腰腿痛病的原因。临床常用杜仲、续断、胡芦巴、补骨脂治疗。何氏骨科伍以陈皮、牛膝，大大加强了宣导下行之力，引药直达病所，提高了疗效。如一些名方，随证选加气分药后，疗效也有大幅度提高。复元活血汤是李东垣《医学发明》中的方剂，用柴胡为君，当归、甘草为臣，穿山甲、瓜蒌根、桃仁、红花为佐，大黄为使，原是治疗从高堕下，恶血流于胁下，痛不可忍的常用方剂。临床上若随证增加延胡索、香附理气止痛，枳壳、陈皮行气宽中，对多种损伤的初期，胁下瘀紫肿胀、不得太息、痛不可忍者均有良好的治疗作用。没药降圣丹为《太平惠民和剂局方》一书中的方剂，由没药、当归、白芍、骨碎补、川乌头、自然铜、生地黄、川芎组成，治打扑伤损，筋断骨折，挛急疼痛，不能屈伸。以其加青皮、陈皮破气导瘀，加延胡索、小茴理气散寒，对多种骨折和软组织损伤的中后期均存良好的治疗作用。血府逐瘀汤是王清任在《医林改错》中介绍的活血化瘀名方，由当归、川芎、桃仁、红花、赤芍、生地黄、柴胡、桔梗、枳壳、牛膝、甘草共 11 味组成。临床上，血府逐瘀汤常加郁金、乌药治胸胁部损伤瘀积；减柴胡、桔梗、牛膝，加香附、乳香、桂枝治上肢损伤；减柴胡、桔梗，加延胡索、沉香、大腹皮治下肢损伤，都取得了良好的疗效。临床实践证明了，“气论治”是骨伤科的治疗大法。

小夹板外固定是中医骨伤科习用的传统固定方法，许多人对此进行了深入的研究，尚天裕等认为“布带的松紧度以 800g 重的拉力能上下活动共 1cm 的标准最为适宜”（《中西医结合治疗骨折临床经验集》）。何氏骨科在临床固定中特别重视气的通滞，认为从固定的稳定度来看，约束力越大越好；以损伤的修复、患肢的正常生理功能而言，则约束力越小越好。最恰当的约束力，当是随各种内外因素变化的稳定度和正常生理功能均为最佳值的约束力，也就是中医所说的能保证“气”通畅周流的最小压夹力。这个力不是一成不变的，而是应随着损伤部位的不同、患肢周径的大小、年龄、肌弹性好坏和压垫使用的数目、形状、大小、厚薄等许多因素的不同而变化。损伤部位肌肉较薄，附近有重要的血管、神经、邻近关节等，压夹力都应适当减小，反之，压夹力增大；患肢周径越大，压夹力应相应增大；年老之人气血运行差，故压夹力应减小，年轻人压夹力可加大；肌弹性好者，压夹力可增大，反之压夹力应减小；压垫使用数目越少，形状越复杂，面积越小、越厚，都需要减小压夹力。总之，病生百端，变化无穷，在固定上以不变应万变的是气之通畅与否。只要气机通畅，紧也不为过；气机不通畅，松也会有影响，有时根本不能做外固定，还须开窗减压。只有重视了气，才能做到合宜外固定。

治疗的过程是一个变化的过程、渐进的过程，每一次的诊治都会遇到气的问题，只有对气的补泻、升降、调和同等重视，时时把握气机，才能提高疗效。何氏骨科在临床中接触到了大量“气”的问题，由于注重并处理好了这些问题，因而疗效大幅度提高。何氏骨科正是从历代丰富的临床经验中总结出了“应重视有形之血，更应重视无形之气”。

2. 重视有形之“血”，更重视无形之“气”的理论基础

气与血是不可分割的两部分，历代文献中总是将气与血相提并论。《灵枢·决气》曰“精、气、津、液、血、脉，余意以为一气耳”，《难经·二十二难》云“气主煦之，血主濡之”，就从侧面说明了气在人体内是无所不至。如果气不至，则精、津、液、血均不能化生。在“气”与“血”的关系上，前贤亦多论述。宋代杨仁斋《仁斋直指附遗方论》说：“盖气为血帅也，气行则血行，气止则血止，气温则血滑，气寒则血凝，气有一息之不运，则血亦有一息之不行。”这“气为血帅”四字显示了气血关系中“气”的主导作用。清代唐容川指出，“夫载气者，血也，而运血者，气也。人之生也，全赖乎气。血脱而气不脱，虽危犹生。一线之气不绝，则血可徐生，复还其故；血未伤而气先脱，虽安必死”，也提示了在气血关系中“气”的主导作用。

中医“气”的理论基础源于《周易》。这部中国文化巨著，理深义博，是自然科学的胚基，是多种学科的渊薮。中医学的许多基础理论皆导源于《周易》，医理源于易理，医易脉相承。

我们从《周易》对气的论述就能探本溯源，深一步认识气与血的关系。《庄子·知此游》说："人之生，气之聚也，聚则为生，散则为死……故曰：通天下一气耳。"《管子·心术》曰："气者，身之充也。"《周易》太极图蕴含着气一元论的原理。太极的圆圈表示宇宙造化之始，混沌元气胎始于一，一指元气，乃天地万物化生的共同本源，元气运动则生化，元气统一于太极。其后黄老之学在老子道学的基础上创立了气一元论，溯其源，《周易》是气一元论的本源。中医学充分接受了《周易》及黄老之学的气一元理论，并将其和医学密切结合，成为有自己特色的气学说，贯穿于中医学的生理病理和治疗中。中医学认为气是人体生命活动的根本；又指出宗气为营卫之气及胸中清气所组成，功能为鼓血运、司呼吸、运言语。如《灵枢·刺节真邪》云："宗气留于海，其下者注于气街，其上者走于息道。"这不仅说明宗气对人体的血行、呼吸、言语有重大作用，而且说明气的活动过程是气化。人的生理、病理、治疗过程就是气化过程。《素问·天元纪大论》"太虚寥廓，肇基化元，万物资始，五运终天"，《周易》"乾知大始，坤作成物"，均说明有了正常气化，人体生命活动才能维持。以上论述充分说明了气作为生命活动的主要体现，在病理、生理，甚至整个生命活动中都具有主导作用，自然应毫无例外地在气血运行中起主导作用。中医理论巨著《黄帝内经》充分吸收了气一元论的观点，为中医学理论的形成和发展起到了有力的推动作用。《黄帝内经》对气一元论做了重要的发展，把气与人体医学相结合，充分应用气来解释中医学的生理、病理及诊治，创立了有特色的气学说。气一元论在中医学中已由哲学观念上升为中医学的重要基础理论。

近代著名理论家对此理论观点更为鲜明。印会河在《中医基础理论》中将气和血的关系概括为四方面，即气能生血、气能行血、气能摄血和血为气之母（指血是气的载体，并给气以充分的营养），同样说明了气血关系中气的主导作用。秦伯未总结了前贤的论述，将气血关系归纳为“气和血并重，更把气作为血的统帅，这是中医生理上的一种认识方法”，《黄帝内经》说气主煦之、血主濡之，就是说明二者都是绝对不能分离的。假使气受到心理上、环境上的刺激，无论情志方面的喜、怒、哀、乐，气候方面的冷、热，以及工作方面的劳、逸，都会影响到血。因此，前人特别重视气，称为“气为血帅”，又说“百病皆生于气”。一般来说，血分病当用血分药治疗，但还有理气活血、行气逐瘀、益气摄血等治法，这是因为气行则血行，气滞则血滞，要使血液循环正常，先使气机舒畅；要使瘀血排出，应先使气分通利；有出血不止的证候，还能用补气药来帮助收摄；严重的贫血症，根据阳生则阴长的道理，同样需要用补气药来加速恢复。可见，何氏骨科提出“重视有形之血，更重视无形之气”有着深厚的理论基础。

（二）将骨伤科分为骨伤、骨病、先天骨疾患三大类

1. 历代分类

中医骨伤科历史悠久，早在《周礼》就把医生分为食医、疾

医、疡医、兽医四大类，其中疡医“掌肿疡、溃疡、金疡、折疡之祝，药、劀、杀之齐”，这是我国最早的医学分科文献记载。其中的金疡、折疡可视为骨科最早的分类。《礼记·月令》记载“命理瞻伤，察创，视折，审断”，蔡邕注“皮曰伤，肉曰创，骨曰折，骨肉皆绝曰断”，记录了当时疡医对创伤所做的诊查和分类。

隋代巢元方所著的《诸病源候论》中有“金疮病诸候”二十三论，“腕伤病诸候”九论，对骨折创伤及其并发症的病源和证候有较深入的论述，也体现了当时骨伤科学的分类——金疡和折疡。

宋代的医事制度分九科，内有疮肿兼折疡科和金镞兼书禁科，说明金镞和折疡有游离的趋势。由于蒙古族骨科临床实践机会多，所以元代骨科较以前有很大发展。元代在医制十三科中除了金疮肿科之外，又成立了正骨科，使中医骨科正式成为独立学科。

明初，太医院制度分为十三科，骨科分为“接骨”“金镞”两个专科；到了明隆庆五年（1571）改名为外科和正骨科，使金镞回到了外科范畴，而正骨科更为发展。明清几百年，骨科的分类多种多样，明代《普济方》中第302～312卷属骨科方面，分金疮门、刺疮门、杖疮门、诸虫兽伤门、折伤门五类，这是依受伤原因来分类的。明代异远真人在《跌损妙方》中将接骨科分为全身、头面、身中、脊背、腿足、金创、通用七类，这是以部位为主的混合分类。清代《救伤秘旨》则依穴位分类。不过这些分类都有一个共通点，即以外损为主要内容。与外损相应的是内伤。

内伤一词在《黄帝内经》中已多次出现。《黄帝内经》中关于内伤的概念，就其病因而言，有六淫七情，也有外力；其部位是“五脏骨髓”；其病机是“血脉闭塞，气无所行”，“凝血蕴里而不散，津液渗涩”，与后来所言之内伤不同。到了三国两晋南北朝时期，《深师方》有“病从高坠下伤内，血在腹聚不出”的记载；《中藏经》有“病金疮，血不止，脉大者，死。病坠损内伤，脉弱小者，死”的记载。当时凡跌堕导致腹中有瘀血，内脏损伤者统称为内伤。到了唐代，《外台秘要》载“又此病有两种，一者外损，一者内伤”，明确将损伤分为“外损”“内伤”两大类。清《医宗金鉴·正骨心法要旨》有两卷分骨论外损，并概括在头面部、胸背部、四肢部三大类中；一卷依证论内伤。清《伤科汇纂》依证论内伤（卷之四）；按致伤情况论损伤（卷之九、卷之十）和啮伤（卷之十一、卷之十二）。这些分类也有一个共通点，即在分类上外损与内伤并重。

以上资料说明，古代各医家对骨科的分类不完全相同。

2. 从病因学角度观察骨伤、骨病、先天骨疾患

何氏骨科认为骨伤的病因是“外力所伤”；骨病的病因为“骨伤，劳损，六淫为病，正气虚衰，瘀、痰或兼而有之”；先天骨疾患的病因为“先天禀赋的缺陷”。概言之，骨伤系一次性暴力直接或间接作用于患部造成的。骨病或为未超过负荷限度的外力长时间的持续作用或间歇性的反复作用，使机体超过疲劳限度；或为骨伤治疗不当、失治、久治未愈而迁延演变而成；或为风、寒、暑、湿、燥、火、瘀、痰等危害人体；或为先天禀赋弱，水谷五味营养差，七情无节，纵欲恣安，使机体御病能力下降；或为以上原因两个以上联合作用形成。先天骨疾患为出生前或出生时骨异常、染色体紊乱、多因素遗传等遗传因素，机械性压抑，药物影响，以及出生前、出生时复杂的环境因素所造成。这段从病因观察骨科分类的叙述表达了何氏骨科同其他流派不尽相同的三个观点，有必要详细说明。

（1）骨伤的一次性问题

骨伤是由外力的直接或间接作用所致。既有损伤，力必定大于患部所承受的负荷限度，我们称之为暴力。如果问：非一次性暴力不可吗？两次以上的暴力致伤算不算骨伤？我们说：这里强调暴力的一次性是有其道理的。两次以上的暴力作用致伤也是骨伤，但应视为两次骨伤或多次骨伤。这是因为两次暴力无论在力的大小、方向、受伤机制、致伤部位、体位状况、症状表现等主观、客观两方面都不可能完全相同，伤就必然有差异，不应混为一谈。这样的划分在指导临床实践上也有特色。例如某运动员踝关节扭伤，经治疗有好转，运动中再次受伤，尽管受伤机制、致伤部位、症状表现都可能完全一样，医生的诊断也是同一伤名，但力的大小就不一定一样，机体状况不一样，特别是患部的状况不尽相同，所以在治疗时，推拿、用药都有变化。这样治疗比两次伤用同一手法按摩，用同一种药品治疗效果好一些。又如，某人被汽车撞倒在地造成股骨颈骨折，一般认为此属一次伤固然不错，而我们认为被撞处是撞伤，股骨颈骨折是跌扑伤，是二次伤，故在治疗时按摩手法、用药、夹板固定，甚至绷带缠绕方向都不一样，这样治疗效果好些，也显得概念明确，条理清楚。再者，骨伤的一次性概念也可以把骨伤和劳损区别开来，这就是所谈的第二个问题。

（2）劳损的分类问题

何氏骨科在骨病的概念中有一突出的特点，就是劳损（劳伤）属于骨病的范畴。我们认为劳损虽然是一种损伤，但这种损伤并没有致伤的暴力存在，所以致伤是因为机体已经发生了微观的变化，这和其他骨病有更多的共同点，从辨证、用药、治疗等几方面都更多地考虑劳损的骨病特征，能收到更好的治疗效果。《灵枢·邪气脏腑病形》说“有所用力举重，若入房过度，汗出浴水，则伤肾”，《素问·生气通天论》说“因而强力，肾气乃伤，高骨乃坏”，都使人明确感受到骨病的特征。也许有人问：“疲劳性骨折也是骨病吗？”我们说疲劳性骨折和病理性骨折一样，同属骨病，是骨病中的两种情况。生物力学告诉人们：“骨折可在一次载荷作用下发生，也可在载荷重复作用下发生。如果载荷超过骨的极限张度，由一次载荷作用就会形成骨折。较低载荷的重复作用也可引起骨折，这种骨折称为疲劳性骨折。”“活骨在重复载荷下不仅载荷大小和重复次数影响疲劳进程，而且载荷频率也影响疲劳进程。由于活骨能自我修复，只有在疲劳进程超过重建进程，即载荷频率超过了防止骨折所需要的重建速度时，才出现疲劳性骨折。”“肌肉疲劳时，它的收缩力减退，抵消骨中所受的应力也减小……就可能出现疲劳性骨折。”“疲劳性骨折可发生在骨的拉伸一侧、压缩一侧或骨的两侧。拉伸一侧的骨折形成横向裂纹，并且很快变成完全性骨折。压缩一侧的骨折出现得较慢，疲劳进程不易超过重建速度，骨可能出现不完全性骨折。”我们在这里不厌其烦地大段引用生物力学的结论，是想让人们清楚地看到疲劳性骨折与普通骨折有着本质的不同。除掉外力不同以外，在疲劳性骨折发生之前，骨组织就已经发生了微观的改变。我们在治疗疲劳性骨折时使用不同于普通骨折的药物能收到好的效果，正是基于这种理论的认识。疲劳性骨折如此，其他劳损不用赘言。

（3）骨折可以是骨病的诱因

病因在各种疾病的发生与发展过程中的作用是不同的，有的原始病因在疾病过程中自始至终起作用，有的原始病因的作用随着病情的发展便消失了，而让位于它引起的结果，表现为因果交替的发病规律。《灵枢·贼风》说：“若有所堕坠，恶血在内而不去，卒然喜怒不节，饮食不适，寒温不时，腠理闭而不通。其开而遇风寒，则血气凝结，与故邪相袭，则为寒痹。”这段话说明了堕坠恶血不去引起的血瘀，与情志因素、饮食因素、外感因素等引起的血气凝结同为“寒痹”的原因。《灵枢经》的这种观点，现在看来同样正确，如骨折继发创伤性关节炎，某些损伤瘀肿不散造成的血源性骨髓炎，股骨颈骨折继发膝关节功能障碍，左腿骨折引起的右膝代偿性关节炎，脊柱骨折引起的骨质增生，颈外伤引起的颈椎病……这些因伤成病的例子都说明了骨伤是骨病的诱因。

从病因学史来观察，把骨科划分为骨伤、骨病和先天骨疾患三大类，同样具备病因清楚的特点。我国第一部病因病机学专著《诸病源候论》在失欠颔车蹉候、腕伤病诸候等共34论中论述了骨伤病因，而在虚劳风痿痹不随候、腰痛不得俯仰候、脚跟颓候等42论中论述了骨病病因。陈无择将病因分为内因、外因和不内外因三大类，骨伤的病因当在不内外因的跌扑、金刃、虫兽伤项下，骨病的病因当在外因、内因及不内外因的劳倦、房室等项下。陆士谔在《医学南针·治病总论》中说："内因、外因为病之根源，兹分两种，便于认证也。"骨伤单一由外因引起，骨病则主要由内或内外因共同作用造成。当代宋鹭冰将病因分为自然因素、生活因素、内在因素、内生因素、其他因素五大类，骨伤的病因在"其他因素"这一大类，先天骨疾患在"内生因素"的"胎传"项下；而骨病在余下的"自然因素""生活因素""内生因素"及"内在因素"的"先天禀赋"等项内，明确地体现出骨伤、骨病、先天骨疾患病因各不相同。

由上可以看出，按骨伤、骨病、先天骨疾患分类，各种骨科疾患的由来十分清楚，为临床辨证论治提供了有利条件。

3. 从病机、病理、症状观察骨伤、骨病和先天骨疾患

一般来说，骨伤发病暴急，有外伤史，无明显诱因；骨病发病缓慢，病程长，常有诱发素。骨伤与素因无关；骨病中素因常有重要作用；先天骨疾患则素因起决定性作用。从受邪门户讲，骨伤系从皮肉传至筋骨和经络脏腑，为由外及里；骨病系从里而发。骨伤多致气滞，重则有气脱的可能；骨病多致气郁、气虚和气陷。骨伤多血溢和血瘀；骨病多血瘀和血虚。气血同病时骨伤多气滞血瘀，气随血脱；骨病多气虚血瘀，气血两虚，骨病有痰流经络、痰伏筋骨、痰着筋膜、痰瘀互结，骨伤与此无关。骨病与六气为病关系密切，常见的有风痹筋骨、血虚生风、寒痹筋骨、寒滞经络、寒凝血痹、陈寒痼冷、湿阻经络、湿着筋骨、风湿相兼、寒湿相兼、风寒相兼、湿热相兼等；骨伤与此无关。从病理来看，骨伤多为局限性瘀滞；骨病多为全身性改变；先天骨疾患多为局限性或全身性缺陷。从症状来看，各种伤病临床表现不一。若以某一症状进行分析，也能表现出骨伤、骨病、先天骨疾患的不同。以肿痛为例，骨伤以有外伤史的急性肿痛为主要症状，锐痛、剧痛多，不发热，局部皮温正常或略高；骨病多为无明显外伤史的慢性钝痛、肿胀痛，或为红热肿痛均剧的炎性肿痛；先天骨疾患经常无肿痛。以上可见骨伤、骨病、先天骨疾患不同的病机、病理、症状。

（三）治“骨”先治“肉”

何氏骨科在自己历代的临床实践中，认识到了软组织在治疗骨折、脱位中的重要作用，并由此进一步认识到了软组织在治疗所有骨伤科疾患中的相应作用。现将“治骨先治肉”的理论进行简要的介绍。

1. 确定“骨”与“肉”的概念

关于“骨”和“肉”的概念，早在《黄帝内经》中就有所记述。《灵枢·经脉》云“骨为干”，就是指的骨性坚强，能支持形体，为人身的支架，其所指为全身的骨骼；“肉”即指肌肉，系司全身运动之组织，《素问·痿论》云“脾主身之肌肉”，就是指的这种“肉”。可见这两个概念是早就使用而且也是十分明确的。然而何氏骨科将自己的理论特色之一归纳为治“骨”先治“肉”，这时的“骨”和“肉”已不是前面所谈到的概念，而是加以开拓且广泛得多的概念。何氏骨科是将“骨”和“肉”作为相对应的两个方面来看待的，与平常所说的“骨肉相连”“亲同骨肉”等的意义相近，即是广义的“骨”与“肉”。我们认为广义的骨与肉的概念至少应包括以下几方面。

（1）骨

骨指全身的骨骼，有如上述。

（2）骨空

两骨间的空隙部位称为“骨空”，如《素问·骨空论》云：“臂骨空在臂阳，去踝四寸两骨空之间。”骨髓腔称骨空，如《灵枢·五癃津液别》云：“五谷之津液，和合而为膏者，内渗入于骨空。”关节腔也是骨空，如《素问·骨空论》云：“骭骨空，在辅骨之上端。”骨空，也包括在我们所谈的广义的“骨”范围之内。

（3）骨解

骨与骨间相关节部位，大的称为腔，小的称为缝，亦称骨解。《灵枢·九针》：“八正之虚风伤人，内舍于骨解腰脊节腠理之间，为深痹也。”骨解，也包括在我们所谈的广义的“骨”范围之内。

（4）肌肉

肌肉是司全身运动的组织。《素问·痿论》“脾主身之肌肉”，就是指人体的这一组织，和普通所言肌肉的概念基本一致。

（5）筋

附于骨节的叫筋，包于肌腱外的叫筋膜。如《灵枢·经脉》云“筋为刚”，《素问·痿论》云“肝主身之筋膜”。这里所谈的“筋”与“筋膜”包括在我们所谈的广义的“肉”范围里。

（6）经脉、络脉、经别

经脉是气血运行的主要通道，是经络系统中直行的主要干线。《灵枢·海论》云“夫十二经脉者，内属于腑脏，外络于肢节。”经脉是人体气血运行的通道，由经脉分出网络全身各个部位的分支称为络脉。如《灵枢·经脉》：“经脉十二者，伏行分肉之间，深而不见……诸脉之浮而常见者，皆络脉也。”经别是经脉另行别出而循行在身体较深部的分支，它在十二经脉的阴阳经之间离合出入，作为经络中途联系的通路。经脉、络脉、经别，即整个的经络系统，也包括在我们所谈的广义的“肉”范围之内。

（7）气

气是形成宇宙万物最根本的物质实体，是人体一切组织活动的营养所系，又是一切组织器官的功能活力。《灵枢·决气》记载：“精、气、津、液、血、脉，余意以为一气耳。”《难经》：“气者，人之根本也，根绝则茎叶枯也。”我们所谈的广义的“肉”，也包含了部分“气”的内容。

（8）血

血是由饮食精微所化生而循行于脉管中的液体。《灵枢·决气》记载：“中焦受气取汁，变化而赤，是谓血。”血也包括在我们所谈的广义的“肉”范围之里。

“治骨先治肉”，就是说，在处理骨伤病，特别是骨折、脱位之类的骨损伤疾患时，不要只考虑骨的问题，更要考虑气血运行等问题，这些问题处理好了，脱位的复位、骨折的整复、骨的固定、骨的修复、骨关节的功能活动等，所有这些就都比较容易处理好。软组织损伤，不言而喻更应当考虑软组织本身及其气血问题。即便是骨病，见骨治骨也收不到良好的效果。从气血运行、周围肌筋膜有无炎变水肿，与该骨有关的各力系的平衡与否，周围组织的感染及罹患情况，仍然是最重要的。重视并解决好这些问题，骨病治疗才会收到理想的效果。

2. 从整体观念来认识“治骨先治肉”

中医学的理论体系是经过长期的临床实践，在唯物论和辩证法思想指导下逐步形成的，它来源于实践，反过来又指导实践。这一独特理论体系有两个基本特点，其中一个就是整体观念。

整体就是统一性和完整性。中医学非常重视人体本身的统一性、完整性及其与自然界的相互关系。中医学认为人体是一个有机整体，构成人体的各个组成部分之间在结构上是不可分割的，在功能上是相互协调、相互为用的，在病理上是相互影响的。同时中医学也认识到人体与自然环境的密切关系。人类在能动地适应自然和改造自然的斗争中，维持着机体的正常生命活动。这种内外环境的统一性、机体自身整体性的思想，称为整体观念，它贯穿于中医生理、病理、诊法、辨证、治疗等各个方面。

就人而言，人体是由若干脏器和组织、器官组成的。各个脏器、组织或器官都有着各自不同的功能，这些不同的功能又都是整体活动的一个组成部分，决定了机体的整体统一性。因而它们在生理上相互联系，以维持其生理活动上的协调平衡，在病理上则相互影响。人体正常的生理活动，一方面要靠各脏腑组织发挥自己的功能，另一方面又要靠脏腑间相辅相成的协同作用和相反相成的制约作用才能维持生理平衡。每个脏腑既有各自不同的功能，又有整体活动下的分工合作，这就是人体局部与整体的统一。而且，在分析病证的病理机制时，也首先着眼于整体，着眼于局部病变和与之直接相关的脏腑、经络，又不忽视病变之脏腑经络对其他脏腑经络产生的影响。在诊断疾病时，可以通过外在变化，了解和判断内脏的病变。在治疗局部病变时，也须从整体出发，才能采取适当的治疗措施。这些，就是中医的整体观念。

“治骨先治肉”就是中医整体观念在骨伤科学理论中的具体体现。“骨”和“肉”既然是构成人体的两个组成部分，是运动器系统内相对应的两方面，那么它们就和别的组成部分一样，在结构上紧密联系，在功能上相互协调、相互为用，在病理上相互影响。“骨”的一切变化，都与“肉”紧密关联，而“骨”和“肉”在人体的位置、功能、营养供给、协调作用诸方面，又远较其他脏器密切。《灵枢·经脉》云“骨为干，脉为营，筋为刚，肉为墙”，这就是说骨骼是身体的主干，血脉的濡养可以保证营养物质供给，筋性刚劲而坚韧，有约束骨骼的功能，肌肉对筋骨和内脏还有保护作用。《素问·痿论》云“宗筋主束骨而利机关也”，说明筋还有统属关节活动的作用。如果脉、筋、肉，也就是我们所言的广义的“肉”恢复了正常生理功能，“骨”的问题也就迎刃而解了。

3. 从阴阳和五行观来认识“治骨先治肉”

阴阳学说和五行学说，是我国古代用以认识自然和理解自然的一种宇宙观和方法论，具有唯物论和辩证法的思想内涵，其渗透并应用于中医学领域，成为中医学基础理论的重要组成部分。《素问·阴阳应象大论》云：“阴阳者，天地之道也，万物之纲纪，变化之父母，生杀之本始，神明之府也。”说明阴阳是自然界发展、运动的规律，是归纳一切事物的工具，是变化的基础，是生长和衰亡的本源，是宇宙间各种现象的根基。既然阴阳能说明宇宙间事物发展运动的规律，所以它也必然能指导医疗实践，而成为中医的理论基础。《素问·阴阳离合论》记载：“阴阳者，数之可十，推之可百，数之可千，推之可万,万之大不可胜数，然其要一也。”说明一切事物变化的要领就在阴阳间对立统一的关系中，因此，我们在谈“治骨先治肉”时，这“骨”与“肉”也应包括在阴阳范畴之内。《素问·金匮真言论》云：“夫言人之阴阳，则外为阳，内为阴。”“骨”与“肉”相比较而言，则是“肉”在外为阳，“骨”在内为阴。《素问·生气通天论》云“阴平阳秘，精神乃治”，我们主张“治骨先治肉”，就是强调从阴阳两方面着手以达到“阴平阳秘”。虽言先后，实则同样都要治，这和一般的“见骨治骨”有所不同。

五行学说是以五种物质的功能属性为代表来归类事物的属性，并以五者之间相互资生、相互制约的关系来论述和推演事物之间的相互关系及其复杂的运动变化规律。历代医家为了说明人体内外的整体性和复杂性，亦把人体脏腑组织、生理活动、病理现象等与五行进行了广泛的联系，如：在行为水，在脏为肾，在体为骨；在行为木，在脏为肝，在体为筋；在行为土，在脏为脾，在体为肉。五行学说的基本规律是生克，包括制化、胜复、乘侮规律，这些对指导医疗实践很有意义。例如肾脏有病，当然可以直接从肾脏着手治疗，但实践证明这样做有时难于奏效，并不理想。这是因为水脏失常，就会通过相生关系影响“生我”的金脏和“我生”的木脏，还会通过相克关系影响“我克”的火脏和“克我”的土脏。这时如果从他脏着手治疗，往往就能很快治好，恢复五行间的动态平衡，故黄元御在《四圣心源》中说：“水性降润（‘骨’失其常），渗之以土气（调整‘肉’），则水不过润（‘骨’恢复正常），皆气化自然之妙也（这是各脏器间相互联系、制约所形成的特殊效果）。”所以，“治骨先治肉”是以阴阳学说和五行学说为指导而确立的骨伤病治疗大法，有坚实的理论基础。

4. 从藏象学说来认识“治骨先治肉”

藏象学说是中医理论体系的重要组成部分，是研究人体各个脏腑的生理功能、病理变化及其相互关系的学说。按照藏象理论，肌肉、四肢属脾，脾主运化，其将饮食水谷消化吸收成为精微物质，并将其运输布散至全身。脾的运化功能可以分为运化水谷和运化水湿两个方面。运化水谷即饮食物的消化吸收与人体的消化功能，与脾、胃、小肠等脏腑均有关，例如胃对饮食物进行腐熟加工，小肠泌别清浊，使清浊分离而各走其道。但中医藏象学说的特点是以五脏为中心，因此，无论是从生理角度还是从病理角度看，脾都是消化系统的主要脏器。故饮食物进入体内后，必须依赖脾的运化，才能将水谷转化成精微物质；同样也须靠脾的运输、转送功能，方可将水谷精微布散于全身，使各脏腑、组织、器官得到充分的营养，借以维持正常的生理功能。运化水湿是指脾对水液的吸收、传输、布散和排泄作用，说明了脾在调节水液代谢、维持体液平衡中所起的重要作用。脾又统血，即脾能统摄、控制血液，使之正常地在脉内循行而不溢出脉外。此外，脾主肌肉、四肢说明了脾与肌肉的内在联系，指脾能维持肌肉正常的功能。而脾之所以能够维持肌肉的正常功能，与脾的运化功能是分不开的。脾主运化水谷精微和津液以化生气血，并将其输送到全身各处肌肉之中去以供应肌肉的营养，保持肌肉活动的充足能量，使肌肉发达丰满，壮实有力。四肢也需要脾气输送水谷精微，以维持正常的生理活动。所以脾气健运，精微四布，输送到四肢的营养物质充足，则四肢活动轻劲有力；反之，则四肢无力，活动困难。

当骨因某种因素造成疾患时，特别需要脾为之输布水谷精微，使骨得到充分的营养；特别需要脾调节水液代谢，维持体液平衡；特别需要脾统摄、控制血液，使之正常地在脉内循行而不溢出脉外。“治骨先治肉”正是从以上几个方面强调了脾在骨疾患中的重要作用，强调了借后天（脾）以补先天（肾）的治疗作用（请注意，藏象学说是以脏来总括有关腑、组织、器官的）。

筋在藏象中属肝。肝脏的主要生理功能为疏泄，具有舒展、畅达、宣散、流通、排泄等综合生理功能。人体是一个有机整体，时刻都在进行着各种复杂的物质代谢，而一切物质转化均是在气机的“升降出入”运动中完成的。肝主疏泄，调畅气机，使气的升降出入运动正常，对各脏腑的功能活动及气血、水液的正常运行发挥着重要的调节作用。肝又主藏血，对人体血液有贮藏和调节血量的功能。由于肝对血液有贮藏调节作用，所以人体各部分的生理活动皆与肝有密切关系。由于肝主筋，与运动有关，因此又有肝为“罢极之本”的说法，“罢极”即能耐受疲劳之意。人的运动能力，究其根本是属于筋，但筋的能量来源是肝。肝为藏血之脏，阴血充足，肝濡养经筋，则运动就不知疲劳，所以说肝为人体运动能力的发源地。

当骨因某种因素造成疾患时，特别需要肝为之调畅气机，疏泄壅遏的气血，恢复各脏腑的正常功能活动；特别需要肝调节血量，以充分营养患疾之脏器；更特别需要肝发挥人体运动能力发源地的作用，恢复其运动功能。“治骨先治肉”，正是从这些意义上强调了骨疾患中肝的重要作用。

5. 从骨伤的致伤机制来认识“治骨先治肉”

无论是过去还是现在，骨伤都是骨伤科疾患的主要内容。治疗骨伤，包括对骨折、脱位、软组织损伤的治疗，是骨伤科工作的主要部分。骨伤的致伤机制，是暴力侵犯人体，超过了机体的负荷限度而造成了“肉”与“骨”组织的破坏，由于系外力的作用，损伤必然表现为由外及内，由“肉”及“骨”的过程。也就是说，当外力较小，或外力的作用主要未作用在骨上时，“骨”可能没有损伤而“肉”有损伤（软组织损伤就是这种情况）；而当外力较大或外力主要作用在骨上时，“骨”可能就会有损伤，而这时，首当其冲承受外力的“肉”，已先于“骨”受到了比骨更厉害的损伤（各种骨折和脱位就是这种情况）。所有的损伤，毫无例外地都是这样。因此，我们在考虑治疗时，当然也就得把“肉”的治疗放在十分重要的位置上。“治骨先治肉”治疗理论的提出，也是基于何氏骨科对骨伤致伤机制的深刻认识。

（四）治疗重视整体，更重视局部

历史上有人主张骨科伤病的治疗重视整体，著名代表人物是明代的薛立斋。陆师道在为他的《正体类要》作序时，高度概括了他的学术观点。其云：“肢体损于外，则气血伤于内，营卫有所不贯，脏腑由之不和，岂可纯任手法而不求脉理，审其虚实，以施补泻哉。”自明以降，不少人宗其说，这句话也被广泛引用，似乎成了一些医家治疗骨伤病的主要理论。

何氏骨科在自己的医疗实践中认识到，薛己的理论貌似全面，实际有较大的片面性。如踝关节扭伤，其营卫怎样不贯？何脏何腑怎么不和？脉象如何审辨？又怎样施补施泻？又如一位科利斯骨折患者和一位胫骨螺旋形骨折患者，二者均为新伤，他们肢体的损伤应该说是极不相同的，试问他们的气血损伤有何不同？他们营卫不贯有什么差异？他们所引起的脏腑不和有哪些不一样？他们的脉象又各有什么特点？如何审其虚实？如何施补用泻？我们想，这些问题是任何一个骨伤科医生都无法回答，也完全没有必要回答的。骨伤科临床实践告诉我们，骨伤科同内、妇、儿科及一般外科不同，在诊断明确后，治疗时局部的伤损变化是主要的，全身由此引起的变化是次要的，治疗应针对局部的伤损变化施治，才能收到良好的治疗效果，所以，何氏骨科以自己的医疗实践为基础，提出“治疗重视整体，更重视局部”。

（五）外治为主，内治为辅

何氏骨科治疗骨伤病，多以外治为主，内治为辅。外治法中的整复、固定、推拿、敷药、熏洗、药捻、导引是常用的方法；内治法中的汤剂、片剂、丸剂、酒剂是常用剂型。以外治法为主治疗骨伤病，是由骨伤科自身的特点决定的，前面已经谈到，如不用整复的方法，哪怕是简单的肘关节脱位都无法治疗。盖因人体是一高度精密配合的整体，中医称之为“人身小天地”，一旦损伤，或骨折、骨断、骨碎、骨出，或筋弛、筋纵、筋卷、筋挛、筋翻、筋转、筋离、筋合，若不以两手安置所伤之筋骨，使其复于旧位，则不可言矣。外用药物治疗也是古已有之，《黄帝内经》用桂心渍酒以熨寒痹，用白酒和桂以涂风中血脉。《伤寒论》有火熏令其汗、冷水潠之、赤豆纳鼻、猪胆汁蜜导等。《史记·扁鹊仓公列传》载“……乃使子豹为五分之熨，以八减之齐和煮之，以更熨两胁下，太子起坐”，这便是外治法在古代临床运用的生动描写。汉代以后葛洪、蔺道人、危亦林则更是十分重视外治。清代吴尚先专重外治之法，著《理瀹骈文》介绍外治法历史，阐述外治法的理论根据，以及膏药的制法、用法、治疗范围、治疗作用等，对发展中医的外治法做出了贡献，后人尊称他为“外治之宗”。他说：“外治之理即内治之理，外治之药亦即内治之药，所异者法耳。”“治在外则无禁制、无室碍、无牵掣、无沾滞。”“外治必如内治者，先求其本。本者何？明阴阳，识脏腑也……虽治在外，无殊治在内也。外治之学，所以颠扑不破者此也；所以与内治并行，而能补内治之不及者此也。”说明外治法治疗骨伤科疾患在古代是正规的治疗方法。何氏骨科治疗骨伤疾患以外治为主，内治为辅，除谨遵古训外，其有更深刻的临床认识。

1. 外治方法

何氏骨科归纳为五个大系。

手法治疗——包括整复、推拿、指针、点穴等。

器械治疗——包括牵引、固定、机械按摩、器具矫形、机械被动运动等。

物理治疗——包括声、光、电、磁在内的各种理疗方法。

药物治疗——包括药物外敷、穴位敷贴、熏蒸洗、熨灸、药线烧、药布缠渍、药捻等。

导引治疗——包括各种主动的运动医疗和气功医疗。

其具体的方法多达数百种，构成了一个多层次、多方面的立体综合治疗体系。每种治疗方法都有自己的特色，在某些疾患的治疗中具有极强的针对性，因而比单纯的内服药物、内固定或器官置换等有较多的治疗手段和较高的疗效。外治之法还能较内治之法有更多的互容性，常可许多种方法组合运用，提高疗效。内治之法则很少互容性。外治法有许多方法不是单纯用药治疗的，因而大大减小了个体差异对治疗效果的影响，提高了疗效。外治法有许多方法都能更客观、更直接地反映出治疗的结果，便于检查疗效及进一步的治疗。所以何氏骨科从先贤的历史经验和自己的临床实践中总结出治疗骨伤科疾患以外治为主，内治为辅。

2. 外敷药物作用简介

外治法中常运用的治疗有手法治疗、器械治疗、物理治疗、导引治疗等，这里着重就外治法中运用最多、研究最深入的外敷药物治疗做一介绍，希望能对了解以“外治为主，内治为辅”的何氏骨科治疗特色有所帮助。

（1）力专效宏，提高疗效

骨伤科疾患绝大部分表现为局部疾患，直接用药作用于患部，力专效宏，可使疗效提高许多倍。西医学认为给药的最佳方法是直接将药送到靶器官——患病的组织。有学者曾做试验，将药物涂敷于左上肢，一定时间后从左右两侧对应部位采血分析，发现左侧血药浓度明显高于右侧，说明受药部位的局部浓度大于其他部位，在这种情况下，药物的有效成分未经体循环便扩散到附近。中医骨伤科采用外治法，药物正好是以最简便、最直接、毒副作用最小的方法送到了患病部位，这与西医学的观点是完全一致的。

（2）不良反应小

现代对药物的研究比过去更深刻，用药的针对性也更强，相应的不良反应问题也就显得更加突出。例如，东莨菪碱和其他抗毒蕈碱药一样，其临床应用范围广，但药物的有效剂量和中毒剂量接近，如果药量达不到有副作用的程度，就很难获得期望的治疗效果。正确剂量使用时，不良反应一般不严重，但它困扰患者，显著地限制了患者的承受剂量，限制这些药物的长期应用。又如硝酸甘油有治疗急性心绞痛和预防心绞痛发生的作用，为了迅速解除疼痛，最普遍的给药方式是通过舌下含化。然而因为心绞痛的严重性和硝酸甘油的半衰期仅为 1 ～ 3 分钟，硝酸甘油经口腔黏膜及胃肠道壁吸收进入血液后，必先经过肝，药物在肝中的降解超过 60%，使得患者必须加大剂量且频繁用药，这样会造成有效血药浓度可能很高但却不稳定，它的副作用和不利因素是显而易见的。再如雌二醇为雌激素，对治疗功能性子宫出血、前列腺癌、绝经期的某些病症都有一定的疗效。但是，口服的雌二醇不是内源性的生理激素，也不是按生理模式给药。雌二醇和结合雌激素都在肝的首过效应中代谢为雌酮或雌二醇的结合物。因此，要达到雌二醇治疗的血药水平，口服剂量要大，这样，血液中雌酮的浓度也很高。另外在给药间隔的一些时间点上，激素的峰值浓度大大超过了一般绝经前的峰浓度。因此每日一次口服雌二醇，就像每 24 小时“用铁锤猛击肝”一样，其结果是肝蛋白显著上升。它可导致高血压、高血脂、高凝血状态等异常严重的毒副作用。外用药物不入肠胃，不经脏腑直达病所，药物的毒副作用可减至最小。反过来讲，药物的毒副作用减至最小又可以更进一步加大药物的剂量和药力，提高疗效。

（3）优势

过去人们对药物的作用机制认识不够，总认为药物必须进入口中才能发挥作用。随着对药物作用机制认识的加深，特别是现代人体微循环研究的深入，人们越来越深刻地认识到经皮给药已经成为极好的给药途径，以外治为主治疗骨伤科疾患也就显示出越来越大的优越性。自 20 世纪 70 年代以来，美国学者基多尼厄斯等从现代解剖学、生物化学、药物化学、药代动力学、药效学等角度深入研究了外治法中的外敷药疗法，取得了十分有意义的成果。何氏骨科取其精华并结合自己的认识，给外敷药为主的外治法归纳出以下优点：

1）能保持稳定的、无毒的、有效的血药浓度，一般的给药方法，药物输入人体的办法是周期性及专属性的，药物随血液循环到身体各部分，药物的浓度在最初阶段升高到很高水平，药物呈现毒性，带来副作用。随着时间的推移，药物在体内自然代谢，药物浓度逐渐降低，在下降到最低有效浓度前必须第二次给药，方能保持治疗作用。这种脉冲式的给药方法使得药物在血流和组织液中的浓度波动很大，药物的效能——毒性图像不理想。外敷给药则不同，药物是经过皮肤逐渐吸收的，皮肤有相当的物理和化学屏障作用，因而药物只能逐渐进入体内，血药浓度是一条介于毒性水平和最低有效水平中间的几乎和时间轴线相平行的直线。所以这种给药方法能保持稳定的、无毒的和有效的血药浓度，换言之，这是药效既好、副作用又最小的用药方法。

2）避免胃肠道的破坏和肝的首过效应。口服给药，药物首先要经酸性、碱性消化液和各种消化酶的作用，进入血液后，又遭到肝的降解作用。肌内注射或静脉注射给药，也会因肝的首过效应而使药效大部分损失，为了保证药物应有的功效，只得加大药物剂量。外敷药经皮给药，避免了胃肠道的消化作用和肝的首过效应，常常只需用较低的剂量就能达到治疗目的。

3）药物不经过胃肠道，无胃肠道不适和副作用。中医学认为脾胃为后天之本、气血生化之源，不伤胃气对疾病的早日康复至关重要。外敷药不经胃肠道，是祛邪不伤正的好办法，比祛邪先伤正的口服给药治疗办法确实优越。

4）肝毒性很低。由于肝的首过效应，药物进入体循环后首先经过肝的降解。这样除了减少药效外，还会对肝产生很大的毒性作用。外敷药持续给药，血药浓度水平低，肝不受首过效应的影响，因而对肝的毒性很低。从中医学角度看，肝为罢极之本，主宗筋而利关节之正气不伤，对运动功能十分有利，故在骨伤科治疗方面作用非同小可。

5）药物吸收不受胃肠道条件变化与肝代谢的影响。

6）外敷药治疗无损害性。口服给药对药物和胃肠道都有不利影响，而肌内注射或静脉注射又都要产生皮肤、肌肉或皮肤、血管的局限性损害。相比较而言，外敷药治疗是一种无损害性的非胃肠道途径的给药方法。

7）外敷药经皮治疗，不打针，没有感染或出血损害的可能。

8）没有静脉滴注或注射的不方便和痛感。

9）不具有肌内注射和静脉注射给药治疗常见的错误或耽误现象。

10）药物输入的控制因素不是剂型而是个体差异性很小的皮肤。

11）可以多日连续给药，对治疗慢性疾患有利。

12）方便，无需治疗方案，可以自己用药。

13）可降低个体间和个体内的差异影响，具有更广泛的适应性。

14）如果需要中止治疗，允许随时移去药源，且容易恢复原状。

15）有肉眼可见性，易于检查。

16）可以分部位用药，提高了药物的针对性，从而可大幅度提高药效。

正是由于外敷药治疗有这样众多的突出优点，何氏骨科才精研其奥妙，选择适用于外敷的药物，以确切恰当的配伍、独树一帜的调配方法，使之成为治疗中的一大特色。

（六）骨伤手法治疗为先，骨病药物治疗为主

与薛己等人相反，在骨伤科历史上还另有一些医家，他们重视手法，轻视药物；重视整复固定，轻视辨证论治。明代陈自

明在《外科精要》的序言中说："凡痈疽之疾，比他病更酷，圣人推为杂病之先。自古虽有疡医一科，及鬼遗等论，后人不能深究，于是此方沦没，转乖迷途。今乡井多是下甲人，专攻此科……况能疗痈疽、持补割、理折伤、攻牙疗痔，多是庸俗不通文理之人，一见文繁，即便厌弃。"据《宋史》记载，下甲人是社会最底层的人物，是指那些流浪江湖的匠人或无职业者。这些人，文化不高，无社会地位，通过师授家传，将骨科医术一代一代地继承下来，再依靠自己丰富的临床实践发展着中医骨伤科医术，他们对我国骨伤科的发展做出了贡献，不容忽视。但是，他们的社会地位和文化程度也使他们在学术观点上存在一些偏见。他们有的认为骨伤科全靠手法治疗，用一点药不过是赚钱的遮羞布而已；有的专凭一两个验方统治百病，不会察色诊脉，也不懂辨证论治，造成以方试病，试对了疗效卓著，试不对毫无效果，甚至贻误病情，且给患者造成痛苦；有的根本不知道骨病是什么，以致只能治一般损伤……

何氏骨科历来既重视手法，又重视药物；既重视整复固定，又重视辨证论治。何仁甫说："业伤科需先以内科垫底，习武术以培固医者身功，临症如大将带兵称韬略，治病需神凝气沉巧用劲。"这几句话的意思是说学习骨伤科应当先学习《黄帝内经》《金匮玉函经》《神农本草经》《针灸甲乙经》等医典，学习金元四大家以及明清医家的经验，掌握阴阳五行、气血精津、脏腑经络等基本理论，会用四诊八纲辨证论治（当然，这里所讲的学习，掌握和运用均指最基本的，比较肤浅，即原话中所谓"垫底”)，再通过习武术（体育锻炼），使医者的内功、体力、指劲达到一定的水平，以适应临床长时间推拿所需的体质。临证要纵观全局，看清此病是需外治、需内治，还是内外同治，再针对病情用手法、药物、固定等方法治疗。治疗时要求医者思想专注，调节呼吸，灵活运用十指，按照生物力学和杠杆力学的原理用巧力进行整复、推拿和按摩。这可以看出，何氏骨科治病，是将理法方药融合为一个有机整体进行的。

将理法方药融合为一个有机整体治病，但并不是千篇一律。在骨折、脱位、软组织损伤这一类疾患中，何氏骨科强调手法治疗为先，再加上药物外敷、夹板、压垫、粘膏、绷带固定，有的再配合服用中药汤剂、丸剂或酒剂，就构成了一个完整的治疗程序。对于骨伤，实践已证明这个方案比较全面，治疗效果好。

骨伤手法治疗为先是一个总体原则，在具体到每一种伤患时，也得因伤而论。例如，有的骨折无位移而软组织损伤重，就可能在第一、二次治疗时不用手法推拿，在初期治疗阶段用轻手法，这些不应影响骨伤手法为先这一总原则。

尽管骨伤以手法治疗为先，何氏骨科仍将药物外敷放在重要位置。何氏骨科历代总结了许多有效的方剂，疗效十分突出，这是和其他一些重视手法治疗的骨伤科医生的不同之处。

在骨病治疗上，何氏骨科强调以药物治疗为主。这是因为许多骨病不是手法所能治疗的，如有窦道的骨髓炎、骨结核等只能用药捻提脓引流，用药物外敷消炎解毒，用中药内服清热凉血。对于有些属于阴证的骨髓炎和骨结核，以外敷药物温阳消核、散寒除痰，用中药内服活血温阳、散寒通滞、补血益气。这些，都不是手法能奏效的，只能靠四诊合参，八纲辨证，用药外敷内服来治疗。

一些比较特殊的骨病，如统称为老年性退行性改变的骨关节病、骨质增生、颈椎病等，或因劳损加风寒湿造成的疾病，如五十肩等，仍须以药物治疗为主。这些病常常由于肾气虚衰、肝不荣筋、长期劳损、血虚筋枯、风寒湿邪乘虚侵袭等原因造成，不是单纯手法治疗能获显效的，必须内外用药方获殊功，这是骨伤科医生有别于推拿科医生的最大不同点。何氏骨科历代总结出许多治骨病的方剂，这些方剂治疗相应的骨病都获得了十分显著的效果。

需要说明的是，骨病以药物治疗为主并不排斥手法治疗。事实上，何氏骨科在治疗骨病时常用推拿手法调整阴阳、平衡脏腑、理气活血、舒通经络，作为药物治疗的前锋。以手法推拿为前锋，中药外敷药为主帅，再根据病情配合运用药物熏洗、中药内服、练功导引等，就构成了一个完整的治疗程序。临床实践证明，对于骨病，这是一个比较全面的治疗程序。

（七）外敷药分部位用药法

外敷药治疗骨伤疾患，是骨伤科常用的主要治疗方法。外治亦如内治，是以辨证论治为基本治疗规律来认识病证并给予治疗的。但是，迄今为止，骨伤科文献所载都是辨病与辨证结合，脉与证互参，采用分期辨证和分型辨证等，何氏骨科除了同样采用这些辨证方法外，更在自己历代的临床实践中，总结并运用了分部位辨证的方法。在运用外敷药治疗骨伤科的伤损疾患或骨病时，何氏骨科采取了对不同部位、不同症状外敷不同中药的方法，明显地提高了治疗效果，缩短了治疗周期。如腰骶关节损伤合并双侧腰肌劳损的病例，其腰中部的腰骶关节区域活动时疼痛加重，有明显的压痛点，按压该处有时出现向腰两侧的放射痛，一般无结节和条索类、块状组织；而在腰两侧，有较大面积之酸胀痛，无明显的压痛点，喜按压，得热痛缓；有的双侧腰肌板结，甚至可扪及条索状之肌痉挛块。我们认为此病腰中部及腰两侧有不同的“证”，若按一般方法那样治疗了，外敷同一种方药，则无论此方药物配伍如何得宜，剂量如何精当，都难免顾此失彼，起码有一些部位药不对证，只有在腰中部及腰两侧外敷对该部位之“证”有针对性的药物，才能做到药对其证，提高治疗效果。又如肘关节肱骨外上髁炎患者，肱骨外上髁处有尖锐的压痛点，活动时该处有较明显的刺痛，轻度肿胀，无瘀痕，这是伸指肌腱末端反复牵拉而变性，造成局部损伤的结果。而在肘窝部及肱桡肌肌腹部，平时疼痛隐隐，按压该处胀痛，无肌痉挛，这是受肌腱末端变性的影响，肘窝部肌筋膜发生充血性、无菌性炎症，肱桡肌乳酸沉积，排泄不畅所致。若照一般治疗方法那样，外敷同一种方药，则无论如何都无法做到药证相符；若在肱骨外上髁处外敷养筋续筋、补肝益肾的中药，而在肘窝及肱桡肌肌腹部外敷温经通络、消炎健运的中药，就能药证相符，明显提高疗效。对照以上两个方面可以看出，何氏骨科分部位用药法是在方法上有所创新的骨伤科辨证论治方法，各种骨伤病均可运用。

（八）骨折、脱位瞬间复位法

中医骨伤科正骨手法源远流长，加之我国历史悠久、幅员辽阔，因而流派很多，手法名称纷繁，异名同法或同名异法者不少。通览文献所载古今各家手法，实则大同而小异。这是因为一方面古代骨伤科医生多为“下甲人”，文化素养较差，即便在正骨中有很高明的手法，也难于用简练的语言将复杂的动作表达清楚，使许多宝贵的治伤手法被埋没；另一方面，古今骨科文献都是将正骨手法分解为简单的手法来加以叙述，这当然有行文走笔便利读者易于掌握大概的好处，但也难免有“不能曲尽其妙”的弊端。

手法乃正骨之首务，其复杂程度远非一些简单手法能完全概括。有人在简单手法的基础上归纳了推挤提按、成角折顶、回旋拔搓、摇摆叩击、旋转捺正、交错捏合、抖颤靠挤等复式手法。这些手法较简单，也更切近实际，能使学习者明白一些整复中的复式动作，对学习手法是有益的。但就临床实际应用而言，这些手法仍然属于基本的、局部性的手法。美国骨科学家约翰·查理说得好：“骨折的手法治疗不但不是一种粗糙的不可靠的技术，而且可以归结为一门科学。”何氏骨科根据“治骨先治肉”的理论，归纳总结出了治疗骨折、脱位的“瞬间复位法”，这种方法大都只需一人徒手复位，对肌肉丰满、重叠移位较多的骨折、脱位才需助手或患者家属协助，是闭合复位较理想的整复方法。

众所周知，准确的复位和正确有效的外固定是保证骨折、脱位患者康复的根本。要做到复位准确，固定正确有效，医者必须了解人体解剖和造成骨折、脱位的直接、间接暴力及移位方向。在复位时尤应注意人体的解剖关系，所施手法必须在不造成新的人为损伤的前提下，克服阻碍复位的抗力，充分利用人体自身恢复平衡的内在动力。能够造成外伤骨折和脱位的必然因素是外力，它可分为直接外力和间接外力两种。如枪弹伤、车压伤、打击伤等直接作用于人体某部位而使该部位骨折、脱位者称为直接外力；外力作用于人体某一部位，因传达和牵拉的作用而使另一部位骨折、脱位者称为间接外力。当人跌倒时，伸手触地，由跌倒时冲力引起的反抗力从地面沿肢体向上传达，在手腕、前臂及肘部所造成的桡骨远端、尺桡骨及肱骨髁上等部位的骨折，就是一种由传达暴力引起的外伤性骨折。急剧而不协调的肌肉收缩或韧带突然被强行拉紧，如人在正常的活动中意外地遇到障碍或摔倒，出于本能的应急反应引起的髌骨、尺骨鹰嘴、胫骨结节、肱骨大结节、第五跖骨基底及绝大多数韧带附着点的撕脱骨折等，都属于牵拉性外伤性骨折。

关节脱位多由传达暴力或杠杆作用引起。如患者跌倒时，肘关节伸直，前臂旋后，掌心触地，传达暴力使肘关节过度后伸，以致鹰嘴突尖端急骤地冲击肱骨下端的鹰嘴窝，产生一种有力的杠杆作用，使止于喙突上的肱前肌及肘关节囊前壁被撕断，形成肘关节后脱位。直接暴力作用于关节部也可造成关节脱位。如外力从前往后打击肱骨头，肱骨头过度内旋后移时，可冲击关节囊后壁、盂唇软骨或盂缘而滑入肩胛冈下形成肩关节脱位。外力所致的骨折可形成无移位的不完全性或完全性骨折，以及断端间有前后、左右、旋转、成角、重叠、分离等移位的骨折。无移位的不完全性或完全性骨折无需整复，处理简单，只需做一般的外用药治疗及一般的外固定即可愈合。有移位骨折的移位和关节脱位的方向与程度，除与外力的大小、方向及作用于人体的部位有关外，更主要的是因外力破坏了人体某部的结构，致使人体内部结构平衡失调。人体内除少数小块状骨外，没有不附着肌肉的管状骨。这些附着在管状骨上的肌肉，依功能分为许多肌群，它们各有不同的起止，受神经支配而产生协调与拮抗的作用，而与被附着的管状骨处于协调平衡状态。当外力造成移位骨折后，破坏了附着于骨骼各肌肉的平衡，在骨折段上仅有部分肌肉的起止，而且大都是单方面作用的肌群，缺乏相应的拮抗肌，折骨被牵拉而移位。这是骨折后折端移位和整复后再移位的重要原因。另外肢体骨折后远折段的重力也是造成移位和整复后再移位的原因之一。在整复有移位的骨折和脱位时，通常的方法是借助多种手法把移位的断骨、脱位的骨头“拉”回原位，给人的印象仿佛是受 50 千克外力使骨折向左移位 1 厘米，则只要给折端一个向右的 50 千克的整复力就可以使骨折得以整复。临床实践告诉我们，在某些情况下，30 千克的力就可以整复，而在另一些情况下 70 千克的力也整复不了。这是机械地看待了骨折整复力的结果。有的患者，经医生、助手几人数次复位都未能成功，甚至造成人为的肌肉撕裂，血管、神经损伤；有的在 X 线下勉强复位后，因未能用外固定的力使遭到破坏的肌体内力平衡得到恢复，复诊时又移位，给患者造成了极大痛苦，延长了骨折的愈合时间，一些关节与近关节骨折容易后遗肢体功能障碍等，这就是这种整复观念带来的恶果。

何氏骨科认为，在整复有移位的骨折和关节脱位时，医者的作用是对骨折断端和脱位关节给予一个外力，使之恢复人体的内在平衡。而所施的这一外力并非机械地施以与原造成骨折移位和关节脱位的方向相反、作用于同一部分、大小相等的外力。人是一个有生命的机体，通过神经中枢，对平衡变异有自身恢复的能力。医者所施手法的目的，在于如何调动人体自身恢复平衡的动力，为充分发挥患者主观能动性创造条件。基于此，何氏骨科在整复骨折和脱位时，除了要了解受伤的外力和骨折断端移位的方向外，还必须仔细分析阻碍复位的抗力和再移位的倾向力。用子骨找母骨，也就是用骨折的远断端找近折端的方法，用力学的杠杆原理并结合骨折部位的解剖关系，利用关节的功能活动化解肌肉阻碍复位的抗力，调动人体自身恢复平衡的动力以恢复机体的内平衡。对一般有移位的四肢骨折无需采用麻醉和持续牵引，以瞬间复位达到准确的整复，既减轻了患者的痛苦，又促进了骨折的愈合，也有利于关节功能的提前恢复。这就是我们所言的“瞬间复位法”。

这种整复方法有以下特点：第一，所有整复均采用复合式的动作，除了个别需要助手的配合用力外，医者的双手，乃至肩、身腰、腿足都有协同配合的连贯动作，一气呵成。第二，动作精练快捷，瞬间取效。如胡廷光所说："法使骤然人不觉，患如知也骨已拢。"第三，化解对抗的肌力。任何骨折、脱位，其远端的移位都受到一定的肌力的影响。当医者要进行整复时，这些肌力就变成了对抗整复的肌力。瞬间复位法根据移位肌力的实际情况，不再对抗整复肌力的轴向用力，而是与之成角度用力。根据力的分解的平行四边形法则，对抗的肌力得以化解，整复过程变得容易和轻松，减少了整复过程对伤折部组织的破坏。第四，利用有利的肌收缩。瞬间复位时，正好使得相应的拮抗肌的收缩变得有利于整复和固定，使整复变得容易，整复后的稳定度加大，愈合期缩短。第五，持续的骨或皮牵引，力量过轻则达不到复位效果，力量过重则有造成骨折断端分离、不愈合或延迟愈合的危险。纵然牵引后复位较好，但也延迟了骨折骨性愈合的时间。其原因是持续牵引使部分肌肉较长时间地承受张力，处于紧张状态，拆除牵引后，这部分肌肉的回缩力减弱，不利于骨折断端的紧密相嵌，减弱了人体自身恢复平衡的动力。同样道理，麻醉虽然可以减少移位骨折和脱位整复时肌肉的痉挛，使肌肉放松，有利于整复，但由此而造成的肌肉松弛不利于骨折断端交锁固定在既得的整复位置上（这在治疗初期尤其重要），不利于折端的相对稳定；不利于断端的持续接触，紧密嵌插；不利于产生压垫效应，影响骨痂生长的爬行替代过程，从而影响骨折治疗的进程。瞬间复位法不用麻醉、不施牵引，显然在很大程度上克服了这些缺点。第六，瞬间复位法的缺点是对医者的理论、技术水平要求较高，需要较为丰富的临床经验。我们认为这正是每一个骨伤科医生应当努力的目标，瞬间复位法迫使我们更快地提高自己的专业技术水平。

（九）十指推拿术

中医骨伤科推拿手法极为丰富，这除了历代骨伤科医生在自己的医疗实践中多有创造和积累外，更得力于历代推拿科医生的创造发明和理论研究。何氏骨科十分重视推拿在治疗骨伤科疾患中的重要作用，将其视为骨科医生的基本功。何氏骨科要求医者在施推拿术治疗之前，须对“位、数、形、势”四个方面做到心中有数。“位”指手法作用的部位、穴位，也指患者的体位，医者与患者的相对位置。“数”指手法的快慢和节律。有的疾病需要手法频率大，有的疾病又需要手法缓慢；有的使用均匀节律，有的先快后慢，总之应根据病情需要而定。“形”指推拿施术时所采取的式样。医者需要根据不同的病情和不同的效应部位，在选用不同的手法种类及手法操作时，顺筋、横筋、逆筋的运动方向；也包括采用简单手法、复式手法、复合式手法及手法套路，使手法针对性强，副作用小，患者痛苦少，医者省力气，治疗效果好。“势”指医者施术时的力度和态势。盖因患者不同，病情浅深各异，对刺激的耐受性不同，甚至心理承受力也有大有小，术者必须选择合宜的力度和态势，才能提高疗效。

何氏骨科推拿，同样贯彻整体观念和辨证论治思想。软组织损伤及许多骨伤科疾患都有伤气伤血、在表在里、属寒属热、孰轻孰重等的不同，患者的身体素质、年龄、性别、所处环境、病程长短也各有差异，故应针对具体证候，辨证施法。在临床上，何氏骨科注重患者与医者的体位辨证，常法与变法的辨证，标本缓急的辨证等。何氏骨科还特别注意辨筋施法，就是根据手感下软组织的具体生理改变和病理变化来选择运用手法，这对提高疗效大有裨益。

何氏骨科推拿，不用肘臂施法，不倚器具，不用足踩，全凭一双手十指灵活运用，特别以拇指操作为主要特色。何氏骨科认为人是万物之灵，而双手又是人体各部位中最灵活者。科学昌明至今日，已制造出千千万万的精巧器具，而欲与手的灵活变化媲美者，现在尚无，乃至今后相当时间内亦难产生。手的感觉敏捷，力量集中，针对性强，运指灵活，故以双手推拿，或轻重开合，或高下疾徐，或补或泻，均可按医者的意愿而变化，做到与病情丝丝入扣，这是任何其他器物都取代不了的。

何氏骨科推拿极少用刚强手法，认为："手法与药物，法二理一，使用宜慎。刚强手法有如剧毒药物，万不得已而用之，即使用，也有限度，讲分寸，衰其大半而止。当然，阴型柔术也不能乱用，若病本已阻遏，乱施补法，将更致壅闭。"严格而言，不讲究技巧的简单动作不能称为"法"。有些人认为推拿只要有力气就行，甚至认为气力越大越好，因此在施治时动作生硬粗暴，令患者痛苦不堪，这是片面的，甚至是有害的。明代张介宾对此早就提出过严肃的批评。他批评当时有些按摩医生，"专用刚强手法，极力困人，开人关节，走人元气，莫此为甚。病者亦以谓法所当然，即有不堪，勉强忍受，多见强者致弱，弱者不起，非唯不能去病，而适以增害。用若此辈者，不可不为知慎”。何氏骨科认为推拿在骨伤科治疗中处于从属地位，骨伤科对骨伤病的诊疗是一个整体的程序，是一套完整的方法。从检查开始，然后辨证、确诊，再手法外治（包括整复，包括推拿），再外敷中药、固定（包括包扎），再最后检查（包括固定的稳固程度，包扎的松紧，肢端的血运情况及患者的全身情况等），这样才算一个患者诊治过程的完成。从这个全过程可以看出，推拿在绝大多数情况下均处于次要的、从属的地位。如果将推拿放在治病的主要位置，那就不是一名骨伤科医生，而是一名推拿科医生了。

何氏骨科推拿必用药。历代推拿按摩科医生和骨伤科医生在推拿治病时，均以推拿为主，即或用药，也是作为辅助，称之为介质。如《景岳全书》记载："治发热便见腰痛者，以热麻油按痛处揉之可止。"《中医推拿学》说："现在，推拿临床治疗中在运用某些手法时，也常应用各种递质，如葱姜水、滑石粉、麻油、冬青膏等都是较为常用的。应用递质不仅可以加强手法作用，提高治疗效果，而且还可以起到润滑和保护皮肤的作用。"何氏骨科则不同，认为药在推拿治疗中同样有很重要的治疗作用，每次推拿必用药，还专门配制了疗效很高的外用药酒及外用药膏，称推拿是“带药入里治病”。

（十）联合夹缚固定术

何氏骨科在临床实践中总结并创立的一整套外固定方法，叫作联合夹缚固定术。夹缚固定是中医学的一大特色，有上千年的历史。早在晋代，葛洪就已采用竹片夹缚治疗骨折。《外台秘要》云：“肘后疗腕折、四肢骨破碎及筋伤蹉跌方：烂捣生地黄熬之，以裹折伤处，以竹片夹裹之，令遍病上，急缚勿令转动。”《仙授理伤续断秘方》对夹板的制作和使用有了进一步的论述：“治跌扑伤损，筋骨碎断，差爻出臼……次以木皮，约如指大片，疏排令周匝，将小绳三度缚之要紧，三日一次，再如前淋洗、换药、贴裹。不可去夹，须护，毋令摇动，俟骨生牢稳方去夹，则复如故。”宋代《太平圣惠方》已有使用柳木夹板的记述。元代《世医得效方》有使用杉树皮固定脊柱骨折的记载。明代《疡医准绳》、清代《医宗金鉴》都进一步对夹缚固定做了论述。近代对夹板的应用，吸取了历代使用夹板的优点，并根据人体生理解剖的特点，贯彻了“动静结合”的原则，改进了夹板固定装置。由于夹板固定对骨折端无应力遮挡作用，对血运无破坏，对骨折的自然愈合过程无干扰，对肢体外形无损伤，简便安全，容易为患者接受，故已成为许多骨折的首选固定方法。但是，迄今文献所见的外固定，均只探讨了夹板的杠杆力、布带的约束力、纸压垫的效应力等，或只研究了这些力的叠加。

何氏骨科在历代外固定实践的基础上，总结经验并提出了外固定的理论，创立了联合夹缚固定术，下面从四方面阐述。

1. 联合外固定的概念——异常中心点三维坐标外固定力系的建立

何氏骨科将常用的外固定器材夹板、压垫、粘膏和绷带作为四个各具特殊作用的单元。夹板元的作用由夹板的宽窄、长短、厚薄与形体符合的程度、扎带的松紧度等因素决定。压垫元的作用由压垫的形状、大小、厚薄等因素决定。粘膏元的作用由粘膏的宽窄、牵拉方向、应力大小等因素决定。绷带元的作用由缠绕方向、缠裹方法、绷带宽窄、张力大小等因素决定。针对患者伤损的具体情况（损伤部位、折裂移位破坏的程度、整复情况、残留成角或移位、肿胀、皮肤完整性、有无合并血管神经损伤、肌肉丰满程度、致伤时间等）选择四个单元的相应的特殊作用，有机地组成外固定装置，以外固定装置的杠杆来对应肢体的内部杠杆，以四单元的作用并结合以肌肉收缩为主的内力作用，组成以骨折部中心点为原点的三维坐标外固定力系，这就是联合外固定。

2. 联合外固定的理论基础——固定与药物治疗的同一性

中医学理论体系非常重视人体本身的统一性、完整性及其与自然界的相互关系。它认为人体本身是一个有机整体，机体内部各个脏器、组织之间在功能上是相互协调、相互为用的，并进行着统一的整体活动，而在病理上则又是相互影响的。同时中医学亦认识到，人类生活在自然界中，人体的生理功能、病理变化又不断地受到自然界的影响，并在能动地改造和适应自然环境的斗争中，保障和维持着机体正常的生命活动。《素问·阴阳应象大论》说“天地者，万物之上下也”，《素问·生气通天论》说“天地之间，六合之内，其气九州九窍，五脏十二节，皆通乎天气”，即是说自然界的一切事物和一切现象，它们彼此之间都是相互影响、相互关联、相互依存的，而不是孤立存在的，从而明确地指出了宇宙的整体关系。此外，人与自然界的整体观、人体脏腑生理的整体观、病理变化的整体观、诊断治疗的整体观共同构成了中医学理论体系中非常重要的整体观念。

当机体发生骨折、脱位时，机体的统一性和完整性遭到破坏，造成骨碎、筋断、血离故道、气不相续、经络受阻、患部壅滞等病理现象。此时采用固定，是恢复被破坏的整体性的手段之一。固定一经使用，可视为参与了人体功能活动的一部分，对患部乃至全身的阴阳、气血、生理功能都有补偏救弊、复其中常的作用。从这一点来观察，固定也同样具有药物治疗疾病的本质作用。固定和药物治疗在功能方面具有同一性。

基于以上观点，何氏骨科对固定各单元的运用，同样遵循《黄帝内经》的理论，同药物一样配伍，做到轻重有节、主次分明，同样分君、臣、佐、使，精密组合各单元，使固定与病情丝丝入扣，以提高治疗效果。

3. 联合外固定的方法——固定物各单元君、臣、佐、使的介绍

《素问·至真要大论》云："主病之谓君，佐君之谓臣，应臣之谓使。"这是遣药组方的原则。正确运用这一原则，可增强药物的协同作用，提高疗效；可更符合病情需要，更好地治疗比较复杂的病证；还可以调偏胜，制约药物的烈性或毒性，以消除或缓和对人体的不利因素。总之，有了君、臣、佐、使的组方原则，方剂才不是一些药物的堆砌，而是严格按照治则、治法，组织严密、条理井然的有机整体，更加有利于满足临床治疗的需要，更科学，具有更为明确的目的性。

何氏骨科治疗骨折、脱位使用夹板、压垫、粘膏和绷带时，按照固定与药物治疗的同性理论，也有类似中药配伍的君、臣、佐、使，称为外固定单元配伍。其根据骨折、脱位的部位、类型和形状灵活运用。有的是以夹板为君，绷带为臣，压垫、粘膏为佐使；有的是以压垫为君，绷带为臣，夹板为佐，粘膏为使。粘膏也可以为君，如肋骨骨折，用粘膏做叠瓦式粘贴固定。绷带也可以为君，如一些关节脱位复位后，就单用绷带做软固定。绷带也可以为臣，一般骨折简单的夹板外固定就是以夹板为君，绷带为臣，粘膏为佐使的。又如股骨颈骨折的一些类型的固定，压垫为君，绷带交叉缠绕，力点汇交作用于压垫上为臣。绷带同样可以为佐，如锁骨骨折、髌骨骨折及肱骨内、外髁撕脱骨折的某些类型，压垫为君，粘膏为臣，绷带为佐。可见，夹板、压垫、粘膏和绷带四个单元在固定中的作用不是一成不变的，是根据伤情的需要而确定的，同组方治病并无二样。

前已述及的各固定单元的作用因素，好比药物的炮制方法和药量多少，对治疗效果同样关系密切。如压垫的形状、大小、厚薄、软硬程度都直接影响压垫对局部的效应力。马蹄垫、月牙垫除了有垂直患面的压应力外，还有在弧形侧平行于患面的挤压分力；分骨垫更主要的是对垫两侧产生的挤压分力；塔形垫使力的分布为一圆滑曲面，可保证患部有足够的压应力的同时又有足够的稳度；桥形垫可从三面固定折端，是某些骨折必不可少的固定方法；直角垫可从两面对骨折部施力，纠正整复后的残余移位。压垫的大小与效应力的大小成反比，可按照静力学公式计算出来。欲增大效应力，就应相应地减小压垫的面积。压垫的厚薄决定应力集中的程度，压垫厚，效应力增大；压垫薄，效应力相对减小，即压垫的厚薄与效应力的大小成正比。过软的压垫导致压夹力的损失，而过硬的压垫会导致应力过分集中，故它们对压垫的固定效果都是有影响的。所以，使用压垫时，应针对骨折的部位、形状和可能发生再移位的方向，力求与形体吻合，既能避免压伤软组织，又可充分发挥压垫效应的最佳作用。这样做，不仅控制了折端的再移位，而且能使折面紧密接触，折端有大小适宜的压应力，有利于骨痂生长，促进骨折愈合。此外，还应根据折部的形状、移位的多少、方向及接触夹板的宽度，择优选用压垫的大小、厚薄和软硬程度。

粘膏元的作用因素也是多方面的，如粘膏力的大小一般同粘膏的宽窄成正比，同预先加在粘膏上的应力成正比。应力的变化不可能太大，过小起不了固定作用，过大会粘破皮肤。而粘膏的宽窄也受压垫的限制，不可能过宽过窄。影响最大、变化最多的是粘膏粘贴方向。粘膏的效应力可按静力学平行四边形法则分解为垂直于肢体轴线的分力和平行于肢体轴线的分力。夹角的变化决定两分力大小的变化，也就是说粘膏的粘贴方向在相当大程度上决定着粘膏的作用力。压垫的放置赖以粘膏稳定，特别是关节骨折、撕脱骨折，压垫的放置得当与否，常直接影响骨折愈合之迟速及折部的正常位置。而压垫要放置得当，更有赖于粘膏的控制，特别是粘膏的方向，作用更为显著。

夹板元和绷带元的各作用因素其作用也是复杂的，这两方面以往文献介绍颇多，兹不赘述。

理解了以上所谈及的方法，对夹板、压垫、粘膏和绷带的各种因素对固定的影响就有了深刻认识，运用起来就会得心应手。

4. 联合外固定的优势——切中伤情的点受力为主，点面结合的外固定法

中医的夹板固定，特别是压垫的应用，与石膏固定相比较，其优越性不仅表现在固定超关节与否、纠正残余移位的能力以及肿胀消退、固定的松紧调节等。何氏骨科认为更主要的是点和面的受力问题。对于无移位或整复很好的稳定性骨折，在暂不考虑中药治疗作用的前提下，夹板固定和石膏固定有异曲同工之效。但对于关节骨折、粉碎性骨折，特别是小块的撕脱骨折，单用夹板或石膏固定是难以奏效的。管型石膏和单纯夹板固定给骨折部的作用力是一个面受力，不能有效地控制骨折整复后的良好位置，更不可能协助纠正残余移位。不少医家在临床中也运用了压垫，但只是简单地运用静力学压强公式，以加大折点的局部作用力来维持整复位置，纠正残余移位。折点的作用力不可能任意加大（压迫性溃疡、对血管神经的影响等），而作用力除大小外，还有方向和作用点两个不可忽视的重要方面。

联合外固定认真分析伤情，确定该伤的外固定以谁为君，用谁作臣，任谁为佐，派谁为使，在应用中针对实际情况，对各固定单元的作用因素进行具体分析：不仅考虑作用力的大小，还特别注意作用力的方向以及形成该方向力的辅助单元；不仅考虑作用力的大小和方向，还特别注意力的作用点以及形成该力的辅助单元力的作用点。这样，联合外固定就成了一种切中伤情的，以点受力为主，而又点面结合受力的外固定方法。这种方法能更好地保持折端的相对稳定，且能加大肢体的活动，提高“动静结合”的水平；能较好地解决折部骨的生长与应力的关系，使折端经常保持适当的压应力而抵消引起重新成角、移位的剪应力与扭转应力；对于有残余移位和残余成角的病例，还能自如地利用联合外固定装置，对折部的相应点施用附加的剪应力和扭转应力，减轻残余移位和残余成角；还能减小固定部的总压力，使固定部血运得以改善，提高甲皱微循环的血流速度，加快骨痂的生长速度，提高了骨痂质量。临床实践证明，在历代小夹板、压垫基础上发展起来的经过改进的这种外固定方法，对多数骨折、脱位的固定有明显的优越性，应作为许多骨折、脱位整复后首选的固定方法。

以上四点是何氏骨科在深研典籍，以及结合祖传和个人临床经验的基础上，总结出的联合外固定的概念。同组方一样，联合外固定按君、臣、佐、使来考虑和安排外固定各作用单元，条理分明、逻辑性强，能大幅度提高外固定水平，特别是对关节骨折、近关节骨折和撕脱骨折，有用其他方法达不到的治疗效果。

三、四川何氏骨科流派传承脉络

第一代：特呼尔氏。

第二代：何氏先辈。

第三代：何兴仁。

第四代：何仁甫。

第五代：何天佐、何天祺、何天祥。

第六代：李澄清、何浚治、汤义成、何俊薇、何俊丽、何俊英、马云、欧阳浩、欧阳涛。

第七代：陶熙。

四、四川何氏骨科流派当代发展情况

20 世纪上半叶，何氏骨科以其第四代传人何仁甫为代表，成为四川著名中医骨科流派。何仁甫之子、第五代传人何天祺承父衣钵，传承发展。2011 年，“何天祺传统中医药疗骨法”入选四川省、成都市两级非物质文化遗产。2012 年，国家中医药管理局将何氏骨科列入全国首批中医传承流派之列。

何氏骨科第五代传人分别创立四川何氏骨科医院、八一骨科医院、天祥骨科医院等医院，在成都家喻户晓。在何氏骨科工作室建设项目中，来自湖北、云南、四川、陕西、新疆等地的 10 余家医院骨科医师、康复师云集。

若要大力发展何氏骨科工作室，并且要破除中医骨伤流派传承面临的瓶颈，解决传统正骨手法特色优势弱化等问题，应多措并举，找准“突破口”，探索建立骨伤科一体化发展模式。就社会需求来说，骨伤科是不可低估的“潜力股”，关键要创新思路，探索发展新模式，推进骨伤科医疗、教育、科研产业一体化，应引起业内各方的重视和参与。此外，应积极推进中医整复医师的职业培养。通过流派传承，让掌握何氏骨科中医传统药疗手法的医师造福更多的患者。在流派传承中，弟子不必讲究“高学历、高职称、高年资”。传统上说，“师父领进门，修行在个人。”中医骨伤医师带徒更应该“有教无类”与“因材施教”。

“勤于师训，博采众方，才能最终成为大医。”古代由于地域、交通、信息等的限制，各个学术流派的广泛交流很难实现。如今借盛世传统文化复兴，来兴办一所融汇各家之长、理论与实践相结合的“何氏骨科书院”，充分传承何氏骨科传统，并将全国乃至海外各个骨伤流派连接起来，无疑是对这一宝贵非遗的最好呵护。

第四节　甘肃陇中正骨学术流派

一、甘肃陇中正骨学术流派历史渊源

平乐郭氏正骨是中医骨伤科的主要学术流派之一，起源于清嘉庆年间。创始人平乐郭氏十七代郭祥泰，字致和，将正骨术先后传给后代。第五代传人郭均甫（1901—1977）（即郭耀先）先生结合甘肃的情况及道地药材开创了甘肃陇中正骨学术流派。

郭均甫生于河南洛阳的平乐村（现孟津县平乐镇），甘肃省已故十大名中医之一，自幼师事鸣岗、耀唐，1944年携眷来兰，悬壶金城，1956年应名中医、甘肃省中医院院长张汉祥邀请，到甘肃省中医院工作。为发展陇中正骨事业，他破除了不传外的保守思想，将家传秘方无条件地贡献给国家，得到有关领导的好评；并建议举办中医骨伤科学习班，把临床实践经验毫无保留地传授给甘肃省著名骨伤科专家郭宪章、宋贵杰。

陇中地处黄土高原中央，属于周秦故地、关陇咽喉，自古胡汉杂居，历史地域文化特色十分鲜明。陇中“是一个得名较为晚近、具有方位特征的区域性地名……是一个自然地理区域名称，而后又变成政区名称”。“陇中”一词，最早出现在清末左宗棠于公元1876年给光绪皇帝的奏章中，有所谓“陇中苦瘠甲于天下”之称。后来，陇中作为一个地域文化、地域经济的概念，被广泛使用。广义的“陇中”除涵盖定西六县一区之外，还包括周边的会宁、静宁、甘谷、武山和秦安等一些县域，这些地方在自然、经济、地理、风俗、语言、宗教等方面属于一个文化板块。狭义的“陇中”只指定西六县一区，包括陇西、临洮、通渭、渭源、漳县、岷县和安定区。然而，“陇中”作为一个历史文化概念，尽管与行政区划密不可分，但它还是与行政区划不同，是一个集历史、文化、地理、语言、民俗于一体的文化综合体。由于严酷的自然环境，这里文化变迁的步伐显得相对迟缓，以至于有许多民间习俗保留得相对完整。

甘肃的中医骨伤科事业，自中华人民共和国成立以来，经历了三代人的努力，如今随着甘肃中医事业的腾飞正迎来辉煌。甘肃近现代骨伤技术，源自平乐郭氏正骨，三世之后，可以立世，即在当地形成自己的流派，这样才利于继续传承。但创立新的学术流派，非历史无以成，非地域无以成，非集体无以成，非大家无以成，谈何容易！陇中正骨学术流派是在继承和发扬中医药学遗产，吸收和结合了西医学，包括以方先之、尚天裕为代表的“中西医结合治疗骨折”方法，以冯天有为代表的“新医正骨疗法”，以孙树椿为代表的清宫正骨手法，以郭均甫为代表的洛阳平乐正骨手法，又经甘肃省中医院骨伤科学科带头人李盛华等医家学习借鉴当地民间正骨手法和药物疗法，历经60余年发展而形成的陇中学术流派。

二、甘肃陇中正骨学术流派特色

中医学对疾病的研究不能脱离个人体质、地理环境以及历史等众多因素，不同地区历史发展的先后顺序直接决定了该地区医学发展是否失衡，地理环境的显著差异决定着该地区疾病变化的特点，生活习俗的不同又决定着个人体质的强弱。各地医家在长期的医疗实践中，逐渐表现出了明显的地方特色，陇中正骨学术流派也在此潮流中应运而生并逐渐形成。陇中正骨学术流派是在继承和发扬传统中医药学遗产，吸收和结合西医学的基础上而形成的学术流派，具有明显的地域特色，为西北地区骨伤科的发展起到了至关重要的作用。

陇中正骨学术流派以中医药理论体系为指导，以甘肃本地民间正骨手法为基础，博采中医正骨名家精粹，结合西医学科学技术，经过反复实践、总结，形成的陇中正骨治伤接骨技术。陇中正骨学术流派提出了“整体辨证、筋骨并重、内外兼治、动静互补、精准微创”的骨伤科治疗原则，在治疗各类骨折、筋伤、脱位、骨病等方面具有显著疗效，以简、便、效、廉的诊疗优势深受省内外患者和同行业专家的认可，在群众中享有良好的声誉。陇中正骨学术流派在省内乃至整个西北地区都有较大的影响，是西北地区中医正骨流派的一面旗帜，也是我国中医学百花园中的一枝奇葩，并于2012年成功申报了国家中医药管理局第一批全国中医学术流派传承工作室——甘肃陇中正骨学术流派传承工作室。

（一）学术内涵

1. 整体辨证

中医学认为人体是一个有机的整体，明代薛己在《正体类要》序文中指出“肢体损于外，则气血伤于内，营卫有所不贯，脏腑由之不和”，说明人体的皮肉筋骨在遭受外力的损伤时，可以进一步影响体内，引起气血、营卫、脏腑等一系列功能的紊乱，外伤与内损、局部与整体之间是相互作用、相互影响的。故陇中正骨学术流派强调治疗时整体论治，强调整体观在诊断、治疗及康复指导中均有重要作用。首先，外邪侵袭人体局部后，必然会影响全身的气血经络运行，造成机体功能紊乱，故医者需结合临床实际宏观辨病，以伤因、气血辨证为主，同营卫、经络、脏腑等辨证互参，方能收到良好的效果。其次，外伤后，除局部直接损伤外，往往会对经脉与内脏造成间接损伤，故在治疗中应全面深入看待病情，不可忽略、遗漏内伤与全身的证候变化。再次，疾病的发生、发展和治疗是一个动态变化的过程，医者应根据疾病在不同时期的不同证候变化，分清轻重缓急，辨证施治，使患者早日康复。

2. 筋骨并重

《杂病源流犀烛·筋骨皮肉毛发病源流》曰："筋也者，所以束节络骨，绊肉绷皮，为一身之关纽，利全体之运动者也……所以屈伸行动，皆筋为之。"《素问·五脏生成》言："诸筋骨皆属于节。"说明人体的筋都附着于骨上，大筋联络关节，小筋附于骨外，两者相互依存、相互为用。骨骼是人体的支架，靠筋的连接才能成为一体，发挥其支架作用。骨为筋提供了附着点和着力点，筋则为骨提供了联结与动力。凡跌打损伤，筋每首当其冲，受伤机会最多。骨居于里，筋附其外。外力侵及人体，轻则伤筋，亦名软伤；重则过筋中骨，又名硬伤。所以骨伤必定筋伤，筋伤必然影响骨的正常生理功能，因此在治疗时应遵循筋骨并重的原则，才能促进伤病的痊愈。

3. 内外兼治

骨折、脱位的治疗，既需手法复位，理筋治伤，也要内服药物调理气血，外敷药物消肿止痛，做到内外兼治。首先，需外伤与内损兼治。筋骨损伤，势必连及脏腑气血，轻则局部瘀血疼痛，重则骨断筋离，或者脏腑功能失调，甚至内脏损伤，所以陇中正骨学术流派强调医者应明辨伤因，整体论治，内外兼治。其次，需内服及外敷药物同用，外敷消肿止痛，内服调理气血，配合手法复位、推拿按摩以理筋治伤。

4. 动静互补

陇中正骨学术流派强调应根据患者的具体情况，尽可能地进行和坚持有利于气血通畅的各种功能锻炼，其包括局部和全身的锻炼。伤科各部位练功疗法，既能加强局部肢体关节的活动能力，又能促进全身气血运行、增强体力。后期康复锻炼可促进局部血液循环，加强活血化瘀、消肿止痛的作用，濡养患肢关节筋络，促进骨折加速愈合，防治筋肉萎缩，避免关节粘连和骨质疏松。后期康复锻炼扶正祛邪，调节机体功能，促进气血充盈，有利于整个机体的全面恢复。

5. 精准微创

随着医学的不断进步，陇中正骨学术流派传承人在继承传统的过程中不断创新，倡导将精准理念和骨科微创技术紧密结合，提出了骨伤科精准微创的概念，即通过微小创伤和入路，将特殊器械、化学药剂或物理能量送入损伤组织内部，完成对机体畸形、病变、创伤的切除、灭活、修复或重建等骨科手术的操作，从而达到治疗目的。陇中正骨学术流派结合现代科技，不断将“精准微创”理念应用到骨伤科疾患的诊疗过程中，在“精准微创”理念的指导下，先后将经皮内固定、腔镜、3D 打印（三维打印）、导航、基因测序、基因靶向治疗等技术应用于临床及科学研究中，并取得了良好的效应。

（二）诊疗特色

1. 正骨手法

手法是治疗骨伤科疾患极为重要的手段，流派创始人郭均甫先生在长期的医疗实践中总结出了正骨八法，经各代传承人的不断完善和总结，形成了简洁、实用、系统的陇中正骨手法。

陇中正骨手法分为检查手法和复位手法。常用的检查手法有触摸、按压、对挤、推顶、叩击、扭转、伸屈、二辅这八种检查手法，借以了解伤情、判断骨折损伤及愈合情况。复位手法共有八法十二则，即“拔伸牵引、推挤提按、折顶对位、嵌入缓解、回旋拨槎、倒程逆施、摇摆推顶、旋撬复位”，并赋予其新的内涵。如“推挤提按”为一法四字四则：推，为单向用力；挤，包括单向推挤和双向对挤，故推和挤既可单独应用，亦可联合应用；提，使下陷复起；按，使高突平复。这四则手法常需要在牵引的基础上进行，临床根据骨折脱位的部位、类型之不同以及伤后时间的长短，可以单独或联合应用。

陇中正骨学术流派同时将中医骨伤理论与西医骨外科学相结合，取长补短，互通有无，走出了一条中西医结合治疗骨伤科疾病的新道路，为陇中正骨手法治疗软组织疼痛、腰椎间盘突出症、颈椎病等疾患奠定了基础，先后创立了“三步三位九法”治疗腰椎间盘突出症，“三步二位五法”治疗颈椎病，并广泛地应用于临床中，取得了良好的疗效。

2. 内外固定

陇中正骨学术流派在外固定的特点可概括为“效”“便”“短”三字。

效：是指方法一定要有效。

便：指取材轻便、少而适用，既便于操作，又便于检查、透视和纠正再移位。

短：指固定的时间能短勿长，在骨折达到临床愈合后，尽早解除固定；在不影响疗效的原则下，固定物能短勿长，尽量减少固定关节数。

为适应现代骨伤科的发展趋势，不断完善流派固定特色，流派传承人在遵从“效”“便”“短”理念的基础上，在省内率先开展了经皮内固定疗法治疗骨伤科疾患的相关研究，研发了多项骨伤科内、外固定器械，获得了发明专利，并将其广泛地应用于临床。

3. 遣方用药

骨伤科疾病，多因外界暴力作用于人体，使人体局部发生损伤，引起伤筋、伤骨、伤气、伤血等的不同，除局部损伤外，还可能涉及其他脏腑经络。在检查治疗过程中，陇中正骨学术流派强调应从整体出发，除局部损伤外，还需注意全身状况；伤科治疗应根据个体差异、伤之新旧、伤势轻重等辨证用药，主张用药之道，法乎自然，据因立法，宗法拟方，依方遣药，用药精当，反对墨守成规，千篇一律。损伤初期，血溢脉外而致瘀，瘀不去则血不能生，血不生骨不能愈，此时用药以破为主，治以活血祛瘀；中期，气血不和，用药以和为主，治以通经活络；后期，患者久卧伤气耗血，用药宜补，治以补益气血肝肾。外用药亦分为三期论治：早期主症多为局部瘀肿疼痛，治以散瘀消肿止痛；中期主症多为瘀血泛注经脉，治以活血散瘀；后期主症多为肌肉瘦削，关节不利，治以温通活络、舒筋利节。

甘肃自古以来就是中原文化与西域文化、汉文化与兄弟民族文化的交汇之处，丝绸之路的繁荣和中西方文化的互动促使甘肃成为一个多元文化相互融通、共同进步的文化之地。流派传承人将敦煌医学中有关外用膏摩方药加以整理分析、归纳研究，以敦煌医学绢子中《亡名氏脉经第二种》中所载的“摩风膏”为主方，根据中医的辨证配伍理论和现代中药制剂方法研制出系列敦煌外用膏剂及洗剂，取得了良好的临床疗效。

陇中正骨医家在陇原大地多年的行医历程中，根据本地区人民独特的发病情况及人群体质特点等，总结出一些特有的验方及创新的治法。同时他们重视中医理论研究，强调辨证论治，注重结合陇原大地独特气候所形成的特殊体质以及各种地域性疾病，形成了四诊合参的诊断思想，并且充分利用陇原道地药材，诸如黄芪、当归、甘草、大黄、红花、柴胡、白条党参等，结合伤科三期辨证原则，因人、因时、因地制宜，内服、外敷双管齐下，具有慎辨寒热，祛湿同时顾护脾胃，活血化瘀的同时兼顾补中益气，利水消肿与滋阴生津并重等组方用药特点。

4. 阶梯治疗

陇中正骨学术流派提出了临床治疗患者的三阶梯疗法，即“保守—微创—手术”。该其在全面了解患者病情，熟悉掌握各种治疗方法、并发症、疗效及预后的基础上，根据疾病的病情、分期分型特点，选择科学合理、规范化、递进性的治疗。具体而言，选择治疗方法从简到难、从无创到有创，即“保守治疗—微创治疗—手术治疗”的阶梯式选择。其中有两个关键点：首先，越是高级的阶梯治疗，其创伤就越大，对机体自然解剖状态的干预就越大；其次，每一高级阶梯的治疗都可作为对相邻低阶梯治疗的补救措施。临证时，应针对病情，掌握好各种治疗方法的适应证和禁忌证以及它们的优缺点，正确选择适宜的治疗方法。采用阶梯疗法治疗骨伤科疾病，遵循“能简单不复杂，能无创不微创，能微创不开刀”“先简后繁”的治疗原则，为患者提供安全、有效、简单、廉价的个性化诊疗方案。

三、甘肃陇中正骨学术流派传承脉络

第一代：郭均甫。

第二代：路焕光、张生禄、宋贵杰、郭宪章。

第三代：李盛华、赵道洲、陈伯祥、王承祥、樊成虎、宋敏、张晓刚、潘建西、郭景仲、方敬岐。

第四代：赵继荣、李卫平、柳海平、董林、邓强、李玉吉、鄢卫平、赵军、刘红喜、史文宇、杨波、裴生太、安福、何志军、王想福、张天太、柳永明、姜劲挺、吴建民、徐克武、张乾军、杨国栋、宋鹏程、王浩俭、荀新源、甄文君、张思胜、康新民、朱德祥、张德宏、张亚维。

第五代：谢兴文、李红专、张文贤、赵萍、尤从新、周明旺、宋渊、南学彦、汪俊红、梁恬、蒋宜伟、李宁、杨晓锋、高国栋、董万涛、武天佑、张岩、刘建军、王临清、陶永明。

第六代：叶丙霖、张彦军、王久夏、周君、郭平德、柴喜平、李晶、李非、孙凤岐、郭铁峰、黄晋、许伟、徐世红、秦大平、郭成龙、李元贞、强盛林、张虎林、赵永利、左宁。

四、甘肃陇中正骨学术流派当代发展情况

近年来，陇中正骨学术流派不断发展，通过本科、硕士、博士及师带徒等培养方式，培养了大批中医骨伤科人才。陇中正骨学术流派已成规模，其主要学术思想不断发展，在治疗骨伤科疾病方面，既善用陇中药材治疗骨病，如骨髓炎、骨结核、强直性脊柱炎、滑膜炎、骨质疏松症等，又擅长用陇中手法治疗四肢骨折脱位及颈、肩、腰、腿疼痛，且其操作简单、安全可靠、费用低廉、易为患者所接受，享誉陇原。在以李盛华教授为代表的第三代传人的努力下，在继承先哲智慧、结合中医学及西医学、总结自身临床经验的基础上，流派传承人将陇中正骨学术进行了系统总结及大力发展，并在全省范围内每年举办陇中正骨手法学习班 4 期，每期培训 50 人。现陇中正骨已享誉陇原，流传于甘肃各级医院，骨伤科床位在甘肃省中医院已发展成为 800 张的规模，在甘肃中医药大学附属医院已发展成为 200 张的规模，在兰州中医骨伤科医院已发展成为 150 张的规模。

数十载沉淀终得今日成就，而今迈步从头越，陇中正骨学术流派在社会各界力量的支持和关心下不断发展壮大，成为造福陇原大地，惠及周边地区乃至全国的医学瑰宝。一批批年轻的陇中正骨学术流派传承人，正在循着前辈们的足迹，在继承传统的基础上，传播高尚医德医风，推动学术繁荣，传承发扬陇中正骨学术流派经验与临床特色，弘扬中医精髓，提升临床水平，将陇中正骨疗法不断整理提升。他们将现代科技运用到陇中正骨疗法的

创新中，成为陇中正骨学术流派的后继之人，正以昂扬的姿态迈向更加辉煌的明天。

第五节　湖北襄阳何氏正骨学术流派

一、湖北襄阳何氏正骨学术流派历史渊源

襄阳何氏正骨学术流派是在继承和发扬中医药学遗产，吸收和结合西医学的基础上形成的，是具有明显地域特点的中医学术流派。襄阳何氏正骨源远流长，距今已有100多年历史。襄阳何氏正骨发端于清朝末年，何成礼的祖父何勤本与湖南八拳武术家结为好友，并随其到湖南从师学习骨伤医疗技术，专治跌打损伤，数年后他学成回家。何成礼的父亲何开贵，青年时随父何勤本学艺，医术未成，其父病故。何开贵遂远赴山东，向在此行医的四叔学医，四叔无后，开贵成为四叔的传人。何成礼系“襄阳何氏正骨”第三代传承人，1921年出生于襄阳伙牌，幼年启蒙于私塾，18岁随父何开贵学医，悉心钻研正骨手法、夹板固定及内外用药等法旨。从20岁开始，他先后在邓湖的“保和堂”药店、襄樊（现名襄阳，下同）定中街的“杨寿春”药铺坐堂行医，而立之年，其医术在鄂西北已经声名鹊起。

中华人民共和国成立后，襄阳组建了中医院，何成礼担任骨科主任。其间，他不断改进骨科技术，并对骨科的常见病及疑难

病做了一些研究性总结，使襄阳何氏正骨在鄂西北及省内产生了较大的影响。1993 年 12 月，在名老中医何成礼行医五十年之际，医院为其举行了行医五十周年庆典活动。为了继承和发扬何氏正骨传统医学，医院确认何继洲（何成礼的大儿子）以及高峰（已故）、汪必武三人为何成礼中医正骨继承人，也即“襄阳何氏正骨”第四代传承人。2011 年 6 月，襄阳市中医医院确认安建原同志成为汪必武中医正骨继承人，是为“襄阳何氏正骨”第五代传承人。

二、湖北襄阳何氏正骨学术流派特色

何氏诊病以“四诊八纲”为基础，重视辨证施治，并总结出许多常用验方，如加味桃红四物汤等，对开放性骨折伴软组织大面积缺损、创面感染、骨骼外露且久治不愈合者，也有独到经验。何成礼研制的“祛腐生肌散”“收敛生肌散”和“生肌育红膏”，经临床长期观察，创面愈合快，瘢痕少，质软近于正常皮肤。

何成礼还致力于骨伤科剂型改革，以提高骨科治疗疑难症的疗效。例如，骨阴疽患者如疮溃深，其外治一般采用上药捻、药纱条或手术摘除腐骨等方法，治愈甚难且病情易反复。何成礼通过观察得知，上药捻法很难使药捻达到病位，药物在病位的浓度不足，且需频繁换药上下引流，患者十分痛苦，使疗效大减。于是他将祛腐生肌散剂改为锭制，通过窦道插入疮溃深处给药，使其在内融化，从而提高了药物在病位的浓度，收到了满意的治疗效果。

（一）独特的手法复位夹板固定技术

何氏正骨第三代继承人何成礼在充分吸收前人治疗经验的基础上，逐步形成了一整套独特的诊疗手段。他以《医宗金鉴》正骨心法中“摸、接、端、提、推、拿、按、摩”整复手法为要旨，在手法复位中做到轻巧、灵活，达到“手法骤施人不觉”的境地，形成了“手法整复、夹板固定、内外并重、动静结合”的一整套手法复位夹板固定技术，同时结合临床摸索总结出独具特点的牵拉、扶正、夹挤及摇晃等手法。

1. 牵拉法

牵拉法是矫正骨折、脱臼后伤部出现重叠错位、伤肢缩短变形的一种方法，分为顺牵、抗牵、横牵和提牵四种，例如矫正肱骨髁上伸直型骨折，在顺牵、抗牵的同时，在骨折近端再用横带向后做水平横牵，牵拉时要先轻后重，逐步持续用力，直至包扎固定结束。横牵法可避免加重肘部组织的再损伤。

2. 扶正法

扶正法是矫正长骨骨折或脱臼，伤肢变形放不端正的一种方法。该法在牵拉的同时，将伤肢由逆到顺扶放端正。上肢应以肩髃穴、曲池穴、合谷穴三穴直线相对应为扶正标准；下肢以腹股沟横纹中点、鹤顶穴、解溪穴直线相对应为扶正标准。其扶正标准在有无X线检查的条件下，都不失为检查患肢力线是否恢复的一种方法。

3. 夹挤法

夹挤法适用于成人肌肉丰厚部位和骨折，例如恢复股骨干骨折，单纯用手力不足以使之复位，则须用双前臂进行夹挤复位。术中根据断端移位方向，分别采用内外夹挤或前后夹挤。

4. 摇晃法

摇晃法适用于整复大关节脱位。关节脱位后，患者思想紧张，关节周围肌肉收缩。在单纯牵拉不能使之复位时，医者用双手握住伤肢，在牵拉的同时，以轻微动作进行摇晃，使骨头松动即可复位。如做髋、肩关节复位时多用此法。

何氏正骨以“摸、接、端、提、推、拿、按、摩”整复手法为要领，形成了“手法整复、夹板固定、内外并重、动静结合”的 16 字手法复位夹板固定技术，同时结合临床摸索总结出独具特点的牵拉、扶正、夹挤及摇晃等手法。其独创的小柳叶木夹板及中药活血方剂仍大量用于临床，如今“手法、夹板、膏药”是襄阳市中医医院正骨科的三大法宝。

（二）正骨药物要内外兼治

何氏正骨第三代继承人何成礼，不仅在正骨手法上首屈一指，在药物使用上也颇有造诣。他认为药物要内外兼治，并始终贯穿于骨折各阶段治疗的全过程，这样才是防止骨不愈合和延迟愈合的关键。他同时认为骨伤科疾病主要为外伤所致，但伤有内外之别，外伤是伤骨、伤筋、伤皮肉，内伤是伤气、伤血、伤脏腑。外伤易引起脏腑气血病变，所以在运用药物治疗时，应根据患者伤情轻重、体质强弱以及受伤时间长短，在外伤内损并重、局部整体兼顾的原则指导下辨证施治，配合中药的使用。通过几十年的临床实践，他先后发掘了活血膏、骨伤宁合剂、舒筋活络合剂、治伤膏等10余种深受患者欢迎的骨伤科特色中药制剂，在临床使用中取得了良好疗效，有力地促进了专科技术水平的提高。

三、湖北襄阳何氏正骨学术流派传承脉络

第一代：何勤本。

第二代：何开贵。

第三代：何成礼。

第四代：何继洲、高峰、汪必武。

第五代：安建原。

四、湖北襄阳何氏正骨学术流派当代发展情况

襄阳市中医医院正骨科是建院之初的当家科室——骨伤科的延续，以中医正骨手法治疗骨伤疾病，服务广大患者，其“简、便、廉、验”深受百姓喜爱，在鄂西北地区颇具影响力。

正骨科主任安建原为更好地传承和发扬何氏正骨治疗骨伤疾病，2008年，医院骨伤科二级专科正骨科正式成立。“师古而不泥古”，该院正骨科在传承何氏中医正骨疗法的同时，不断创新骨科技术，将传统手法和前沿技术相结合，福泽百姓。2011年6月，襄阳市中医医院确认安建原同志成为汪必武中医正骨继承

人，是为“襄阳何氏正骨”第五代传承人，并要求他及弟子在跟师学习的基础上，进一步系统整理、掌握、继承何氏正骨理论和临床经验，吸取精华，运用现代科学技术，结合临床实践，推出新的科研成果。在安建原的带领下，襄阳何氏正骨学术流派得到了迅猛发展，2012 年成功申报国家中医药管理局第一批全国中医学术流派传承工作室，并于 2013 年获国家中医药管理局批准，成为湖北省唯一一家骨伤中医学术流派传承工作室，这也是国内 13 家骨伤学术流派传承工作室之一。

历经百余年，襄阳何氏正骨先后经过五代中医传承人，手法技术越发娴熟，如今第四代传承人汪必武、何继洲、何新建仍然在襄阳市中医医院专家门诊坐诊，第五代传承人是该院正骨科主任安建原。在安建原的带领下，何氏正骨发展得如火如荼，并在周边地区枣阳、南漳九集、太平、伙牌、襄北监狱建立何氏正骨学术流派工作站，服务周边居民。作为第五代何氏正骨学术流派传承人，安建原在传承的同时不断创新改进正骨技术，为患者提供更加精准的服务。2017 年，正骨科率先在襄阳地区引进 3D 打印技术，治疗复杂型骨盆骨折，不仅节省了手术时间，减少了意外的风险，还大大提高了手术的成功率。

“锲而不舍，金石可镂”，襄阳市中医医院正骨科被评为国家级重点专科。在安建原的带领下，正骨科医护人员攻克一项项技术难关，先后有三项课题研究获得襄阳市科技进步奖二等奖、三等奖，多项课题研究达到国内领先水平，用医者匠心、仁心默默守护着患者的安宁。

第六节　吉林天池伤科流派

一、吉林天池伤科流派历史渊源

天池伤科为东北地区骨伤科的主要代表流派，因长白山天池为三江之源而享有盛名，本学派和天池一样享有盛名，故命名为“天池伤科流派”。天池伤科流派始于清代刘德玉老先生，经传承至刘秉衡、刘柏龄、赵文海等大师。

二、吉林天池伤科流派特色

（一）肾主骨

天池伤科学术思想主要是以“肾主骨”为理论来指导临床，刘柏龄教授为国内具有代表性的以“肾主骨”理论指导临床的骨伤科名家。肾藏先天之精，禀赋于父母，受助于后天之水谷。肾精充足，则身强体壮，筋骨强健；肾精不足，则成长、发育迟缓，筋骨软脆，年长则体不强健，筋骨松软，甚或别生歧异。故在治疗时，若因先天肾精不足引起之筋骨发育迟缓、骨生偻疾等诸候者，当以调养脾胃为先，以后天水谷之精充补先天之不足，以强健筋骨而疗诸病候。年长因肾精不足而引起的诸骨疾病，常伴有腰膝酸软，或不能久坐，或不能健步，或头项不能转摇，或手摄失职不能抓取等，除调补脾胃、扶助正气外，且以补肾益精的方法为治。若系劳倦失护或外伤诱发骨赘者（骨质增生），则以补肾养肝的专门方药施治。肾虚者，易患腰部扭闪和劳损等，而出现腰酸背痛、腰脊活动受限等症状。又如骨伤折断，必内动于肾，因肾生精髓，故骨折后如肾精不足，则无以养骨，骨折难以愈合。临床治疗时，必须用补肾之法以续骨、接骨，治肾亦即治骨也。在临床应用中，天池伤科流派虽重补肾，但反对按图索骥，而主张详查病情，随证为治以求效。根据证情之阴阳、寒热、虚实、瘀湿之不同，随证加减，灵活变通，效应更佳。如以肝肾亏虚为主的加炙龟甲、黄精，或可减少鹿角片、淫羊藿药量；以脾肾阳虚为主的加补骨脂、巴戟天；以外伤血瘀为主的加炙乳香、炙没药、延胡索；发于颈椎者加葛根；发于腰椎者加杜仲、狗脊；发于髋、膝、踝者加牛膝、木瓜；痛甚瘀肿则加三棱、莪术；发于肩、肘、腕者加桑枝、姜黄、桂枝；局部有热者加黄柏、虎杖；血虚者加当归、阿胶；肢体重着，夹湿或瘀肿者，加薏苡仁、炮山甲、防己；气虚者加黄芪、党参。

（二）重气血学说

天池伤科认为骨伤疾病的病因多为血瘀气滞。外伤、邪热、寒凝、痰湿阻遏及气郁不畅等均可以导致血瘀结。此外，血亏气弱，血气运行不畅也可以导致血瘀，即气滞而血瘀。因此，在骨伤科疾病治疗中，如创伤性疾病、邪热而致的炎性疾病、某些功能减退的疾病及这些疾病的后遗症等，应根据其不同的病因病情而运用活血法为主并结合其他方法进行辨证审情施治。

（三）天池伤科流派的突出贡献

1. 二步十法治疗腰椎间盘突出症

二步十法治疗腰椎间盘突出症为天池伤科流派的代表手法。第一步运用按、压、揉、推、滚五个轻手法；第二步运用摇、抖、搬、盘、运五个重手法。该方法治疗腰椎间盘突出症疗效确切。

2. 针刺人中穴治疗急性腰扭伤

针刺人中穴治疗急性腰扭伤，见效快，治疗效果好，体现了中医学“简、便、验、廉”的特点，适宜基层推广。关于针刺人中穴治疗急性腰扭伤的推广应用研究，获得吉林省卫生厅（现吉林省卫生健康委员会，下同）立项资助，并申报省级继续教育项目在线上进行教学。

3. 颈椎病治疗的系列方案

三步八法治疗颈椎病为天池伤科流派的代表性手法，并佐以天池伤科的自制剂颈肩痹痛胶囊、舒筋片、壮骨伸筋胶囊。

4. 骨性关节炎

天池伤科流派总结确立了四步八法治疗骨性关节炎，并自行研制了“骨质增生丸”，提出了“二补一健一通法”，即补肝肾、健脾胃、通经络，治疗骨性关节炎。

5. 股骨头无菌性坏死

天池伤科流派从疾病的病因病理及辨证施治方面入手研究，

在国内首先提出了一整套对股骨头坏死的病因病机、诊断及治疗的独特方法及诊治标准。其诊疗规范已作为中华中医药学会标准在业内实施，并研制了治疗股骨头坏死的“复肢胶囊”系列新药。

6. 骨质疏松症

天池伤科流派以肾主骨理论研发了以鹿茸为主药的“复方鹿茸健骨胶囊”以治疗骨质疏松症。复方鹿茸健骨胶囊已于2006年获新药生产批号，并批量生产，投放临床使用，获得了良好的经济效益和社会效益。

三、吉林天池伤科流派传承脉络

第一代：刘德玉。

第二代：刘秉衡。

第三代：刘柏龄。

第四代：赵文海。

第五代：冷向阳、李新建、黄铁银。

第六代：闻辉、李成刚、黄丹奇、李绍军、李振华、刘茜、刘钟华。

四、吉林天池伤科流派当代发展情况

天池伤科流派作为东北地区骨伤学术流派的代表，在汉族与满族文化的熏陶下逐渐成长壮大，现依托长春中医药大学附属医院骨伤科，根据祖传秘方及本地的气候特点，充分发挥道地药材的优势，并结合正骨、理筋手法，形成了独特的骨伤疾病诊治手段。天池伤科流派第四代传人赵文海教授，现任国家中医药管理局天池伤科流派传承工作室、刘柏龄国医大师工作室负责人。

赵文海教授长期从事骨关节病的基础与临床研究，尤其在类风湿关节炎的防治上具有独到见解。其秉承天池伤科流派第三代传承人、国医大师刘柏龄“治肾亦治骨”的学术思想，认为肾虚是类风湿关节炎的内在因素，夹杂风、寒、湿等邪气侵袭而发病，故其从肾论治，提出了“补肾壮骨”“祛邪除痹”的治疗原则，创立了“四步八法”“三步八法”“牵板法”等手法，这些手法已成为国家重点专科重点病种诊断手段之一。赵文海教授深知课程建设是深化本科教育教学改革的基础，也是落实立德树人根本任务的重要落脚点，于是认真履行教育部骨伤专业主要编审委员的职责，积极组织开展中医骨伤系列教材的编写工作。长春中医药大学附属医院骨伤学科现为国家中医药管理局重点专科、中华中医药学会全国骨伤名科、国家级精品课程、国家资源共享课、国家药品临床试验基地，以及吉林省中医药管理局重点学科、重点实验室、重点研究室。天池伤科流派的传承模式已由最初的族系传承发展到师承传承、学系传承、培训传承、交流传承等逐渐开放式的传承模式。

天池伤科流派在全国具有较大的影响，现已有 20 余家医院设立了二级工作站及示范门诊，成为学术传承平台、特色服务平台、人才培养平台、学术交流平台，学术思想与临证经验得以推广，传承队伍逐年扩大。天池伤科流派通过举办国医大师刘柏龄学术思想传承培训班，已培训国内外学员2000余人次。

第七节　洛阳平乐正骨流派

一、洛阳平乐正骨流派历史渊源

平乐正骨是在历史长河中逐渐发展起来的。平乐村原是九朝古都洛阳东郊的一个镇，郭氏世居于此，祖传正骨至今。其渊源有文字记载者，可追溯到清嘉庆年间。其口头传说不一，有云一和尚相传，有云一道士相授。明末清初，洛阳有正骨名医祝尧民氏，自称薛衣道人，据《虞初新志》载：祝尧民少年时，已以文字才华而名，后于崇祯甲申年（1644）放弃仕途而学医专外科，凡患各种蛇疮重症者，得到他的药敷治后都很快痊愈。凡是手臂、小腿骨折请他治疗，没有不治愈的。后来他到终南山修道，就不知去向了。此外，洛阳远郊少林寺，乃武术发源地，寺僧一以习武，一以治伤自救，久而久之，积累了丰富的治疗骨伤的经验。这里是主张经络穴位辨证施治的少林治伤派的发源地，异元真人的《跌损妙方》中就记载了少林寺派治伤的“秘宝”。由此，我们认为上述二者对平乐正骨的形成和发展有很大的影响，也可以说是平乐正骨的渊源。平乐正骨传至今日的循经按摩、点穴按摩，以及术中、术后教患者练功，乃是少林派治伤的特点。

平乐正骨渊源可根据县志、墓道碑等文字记载追溯到洛阳县平乐村郭祥泰。郭祥泰将其术传给其子郭树楷，树楷又传其子郭永号（鸣岗），永号又传其子郭旭堂与郭义范，此即通常所说的南院——人和堂。另外，郭祥泰也将其术传其侄郭树信，树信传其子贯田，贯田又传其子郭聘三、健三，聘三又传其子郭景星（灿若），并传侄景轩（式与）、景旭、景象；郭健三传其子景韶（春园），此即通常所说的北院——益元堂。此二堂当时被群众颂为南星北斗。《洛阳县志》第十二册记载："聘三，字礼尹，祖籍平乐，世以接筋骼著，自其大父敦甫获异授，父寸耕踵方术……"据《龙嘴山馆文集》记载："洛阳东二十里平乐园，郭氏世以专门工接骨医名闻天下。其在清季民间者，为礼尹先生聘三，其法于名堂图，人之骨骼筋骸、支节要会，莫不审察抚摸而不差纤毫，卷追不仁、榨辗撞摔、折断筋约而骨碎者，天寒暑风雨霜雪，门若市。""间有仪物享之，未尝不栽酌以义守，若金钱则却之，无吝色。"

中华人民共和国成立前，平乐正骨传人是在大槐树下、大门楼内诊治患者的。远道而来的患者多是在周围群众家里住宿，当时主要的技术是靠触、摸、揣、探进行诊断，采用手法闭合复位，以竹篦、夹板、土坯等固定，所用药物由患者自己去取。中华人民共和国成立后，随着社会的发展，在党和政府的支持下，平乐正骨第五代传人高云峰带领平乐正骨人办起了平乐正骨医院，设立了病床，配备了专门人员，增加了X线等现代诊断仪器，以充分发挥平乐正骨的技术特长。此外，高云峰在建立了平乐正骨医院后，又先后建立了洛阳正骨医院、河南省平乐正骨学院、洛阳正骨研究所（后更名为河南省正骨研究院），并自产、自制、自销祖传药物，逐步走上了医、教、研、产、销一体化的发展道路，全面继承、研究、普及和发展了平乐正骨，将平乐正骨由区域性的学术流派推向了全国，并得到了全国学术界的高度认可，实现了平乐正骨的第一次腾飞。1956 年平乐正骨医院建院时，开设病床 70 张，1958 年增加到 170 张，到 1988 年扩大为 620 张，如今已经拥有了 2300 张专科病床，一直是全国最大的骨伤科医院。1978 年，平乐正骨第六代传人郭维淮接任医院院长和研究所所长时，平乐正骨医院已更名为河南省洛阳正骨医院，平乐正骨研究所更名为河南省洛阳正骨研究所。在他的带领下，在党的改革开放政策的指引下，平乐正骨人团结一致、意气风发，医院及研究所融入经济发展的大潮，步入快速发展通道，学术成果层出不穷，医、教、研、产齐头并进，并创办了国家级杂志《中医正骨》，扩大了国内外学术交流，同时注重引进现代科学技术为平乐正骨所用，秉承“继承不泥古，发展不离宗，一切为了患者，一切为了疗效”的宗旨，实现了平乐正骨的第二次腾飞。

除上述发展之外，平乐正骨继承人郭耀堂于 1958 年到洛阳市第二人民医院正骨科工作，并在那里举办了数期平乐正骨学习班，带出了一批徒弟。郭义范在开封市开业多年，于 1958 年到开封市职工医院正骨科工作，带有数名学生。郭春园于抗日战争胜利后，定居郑州开业，于 1956 年参加联合医院，建立正骨科；

1974年参与成立了郑州市骨科医院，在那里举办了平乐正骨学习班和进修班；1988年到深圳组建了平乐正骨伤科医院，打开了为港澳骨伤患者服务的大门。郭均甫于抗战胜利后，定居兰州市，将平乐正骨带到了祖国的大西北，其子郭宪章于1985年组建了兰州市中医骨伤科医院。郭汉章在中华人民共和国成立后定居西安，1958年于大同医院成立了正骨科；1974年参加西安市红会医院，出任骨伤科主任，带徒弟并举办临床进修班，研究并发展了平乐正骨。郭焕章在青海省中医院骨伤科担任主任一职，是西北高原上第一个平乐郭氏正骨的传播者。更为重要的是，不计其数的平乐正骨学院的毕业生及研修人员都成为平乐正骨忠实的继承者和传播者，他们遍布海内外，并在那里生根、发芽、开花，结出累累硕果。他们以创办医院、研究机构、学校、诊所以及产业等各种形式弘扬着平乐正骨医德、医术与学术，践行着平乐正骨“行医为民”之宗旨。

二、洛阳平乐正骨流派特色

（一）强调整体平衡

平乐正骨强调人身是一个动态平衡的有机整体，为一个小天地，牵一发而动全身。外伤侵及人体，虽然是某一部分受损，但医者必须从患者的整体出发来看待这一损伤。另外，外伤侵及人体，有些是直接受伤，有些是间接受伤，医者必须从整体审察，分清主次、轻重、缓急，然后辨证论治。平乐正骨流派的学术思想是关于人体生理与病理、健康与疾病关系的一种辩证的平衡观，是对平乐正骨理论的丰富与发展。

1.“筋－骨”平衡

平乐正骨理论认为，筋骨是人体复杂而平衡的运动系统之总称。筋束骨、骨张筋，筋与骨的关系颇为密切。在人体中，肌肉收缩产生的力通过肌腱和韧带作用于骨，不同部位的筋通过骨将力进行有效整合，从而产生协调统一的运动模式。因此，筋与骨之协调是保持关节运动动态平衡的基础。筋与骨在结构上密不可分，在功能上相互协调，共同完成人体之运动功能。筋与骨的动态平衡关系体现在伤科疾病诊疗的各个阶段。人体骨居其里，筋附其外，外力侵及人体，轻则伤筋，亦名软伤，重则过筋中骨，又名硬伤。不论其单一受伤，或者两者皆伤，都会出现两者的功能协同障碍。平乐正骨十分强调治伤要筋骨并重，即使是单纯的筋伤，从治疗开始也应注意不断维持、发挥骨的支撑作用和发挥筋的运动作用，只有这样才能加速创伤的痊愈，收到事半功倍之效。

2.“内－外”平衡

平乐正骨强调整体联系，经脉和络脉相互联系，遍布全身上下内外，形成一个纵横交错的立体联络网，将人体五脏六腑、肢体官窍、皮肉筋骨等组织紧密联结成一个有机整体，从而保证了人体生命活动的正常进行。筋骨损伤，势必连及气血，轻则局部肿痛，重则筋断骨折，甚则波及内脏，或致脏腑失调，或致阴阳离决而丧失生命。医者必须全面观察和掌握病情，内外兼治，双管齐下：既治外形之伤，又治内伤之损；既用内服药物，又用外敷药物；既用药物辨证施治，又注意以手法接骨续筋。治疗方面，平乐正骨也重视内外结合，十分强调骨折、脱位手法复位，推拿按摩，理筋治伤，以内服药物调理气血脏腑，以外敷药物消肿止痛。

3.“动－静”平衡

动是绝对的，静是相对的，动与静对立统一，互补互用，动中有静，静中有动，相对平衡。平乐正骨强调把必要的暂时制动限制在最小范围和最短时间内，把无限的适当活动贯穿于防治伤科疾病的整个过程中。“动”包含了外动和内动，即指形体的功能锻炼和调神调息；“静”则包含了外静和内静，指形体的静守、静养和精神的宁静。外静而内动，形静而神动，内外的“动”与“静”是密不可分、互助平衡的。平乐正骨十分强调动静平衡在临床中的应用，根据每个患者的情况，一定要尽可能地进行和坚持有利于气血通顺的各种活动，而把必要的暂时制动限制在最小范围和最短时间，这就要根据不同时期的病情实行不同的活动和制动。根据病情，以固定制动，限制和防止不利的活动，反过来亦可鼓励适当的、适时的、有利的活动，以促进气血循环，做到形动精流，以加速骨折愈合。

4.“气－血”平衡

气血平衡理论是平乐正骨理论体系的核心。平乐正骨理论认为，气血是人身之至宝，人的生、长、壮、老无不根于气血；气血是人体生命活动之总纲，也是伤科病机之总纲；人体是一个有机的整体，局部肢体的损伤可引起脏腑功能紊乱、气血运行失常。气血的运行保持着既对立制约又相互依存的动态平衡关系。气血平衡，则机体安；气血失衡，则机体病。损伤首犯气血，气血乱则伤病生，伤科疾病的辨证论治核心就是调理气血至平衡状态。

（二）强调功能联系

平乐正骨理论认为，人体之脏腑、肢体乃至五官九窍间密切联系，互相协调，共同组成了有机的整体。就其基本物质而言，精、气、血、津液构成脏腑器官功能活动的物质基础，并运行于全身；就其功能活动而言，生理活动与心理活动是统一的，即神形合一。平乐正骨强调解剖结构，但同时更重视人体内外形体、五脏六腑、气血津液、四肢百骸等不同层次的功能联系。伤科疾病的不同阶段，指导患者从整体联系上进行功能锻炼、重视肢体功能、恢复功能活动是其特色。

（三）平乐正骨对筋骨生理的认识

“筋”的内涵相当宽泛，它概括了除骨以外的皮肉、筋、脉等组织，相当于西医学中的肌肉、肌腱、筋膜、韧带、周围神经、血管、软骨等的统称，故“筋”实质上是人体筋系统之总称。“筋系统”的概念不仅反映了筋是不同部位筋组织的总和，更反映了筋在结构和功能上的统一。筋遍布人体，通行气血，沟通上下内外，保护脏腑，联属关节，主司运动，是机体的重要组成部分。平乐正骨认为筋的生理功能主要包括以下几个方面：第一，连接和约束关节；第二，利机关而主持运动；第三，通行气血，沟通内外，保护脏腑。筋为五体之一，为肝之外合；肝藏血，血养筋。筋是构成人身形体的重要组成部分，具有保护人体内脏的功能。

“骨”为全身之支架，既可以支持形体，又能保护内脏。《灵枢·经脉》曰：“骨为干，脉为营，筋为刚，肉为墙。”筋束骨，骨张筋，骨为筋起止之所，筋作用于骨而产生关节运动，并保护脏腑。肾主骨，骨为肾之外合。肾藏精，精生髓，髓养骨，骨的生长、发育、修复均有赖于肾之精气的濡养。

（四）平乐正骨对筋骨与整体辩证关系的认识

筋联络四肢百骸，通行血脉。骨正筋柔，气血以流，腠理以密，如是则骨气以精，谨道如法，长有天命。筋骨之相互依存根源于五脏系统的整体联系、密切配合、互生互制的动态平衡关系。筋骨康健之动态平衡有赖于气血的滋养，而气血源于五脏的生化平衡，五脏通过互生互通保持协调平衡，从而维护筋骨之动态平衡。脾主运化，化生气血，脾为肺之母，而肺为水之上源，能下滋肾水以壮骨养骨，肾得滋养则骨健，骨健方能附筋强筋；肝藏血主筋，肝木生心火，肝藏血有方则心行血有度，全身血液才能循环不休，滋养筋骨。可见，五脏存在互相依存的密切联系，五脏之气互通互生，筋骨方能互滋互养。唯有五脏系统功能活动平衡协调、有条不紊，气血才能生化无穷、运行有度，筋骨方能互依互促、平衡康泰。任何一脏出现问题，皆可致五脏协调之“平衡”关系遭到破坏，从而造成筋骨失衡，伤科诸疾遂生。

（五）平乐正骨对人体与自然界辩证关系的认识

人和自然是统一的、协调的。自然界是人体赖以生存的必要条件，同时，自然界的变化又可以直接或间接影响人体，使机体产生相应的反应。

季节气候对人体有密切的影响。在四时气候变化中，春属木，其气温；夏属火，其气热；长夏属土，其气湿；秋属金，其气燥；冬属水，其气寒。因此，春温、夏热、长夏湿、秋燥、冬寒为一年中气候变化的一般规律，在这种气候变化规律的影响下，生物体就会有春生、夏长、长夏化、秋收、冬藏等相应的适应性变化。人体也不例外，必须与之相适应。如果气候剧变超过了人体调节功能的一定限度，或者机体的调节功能失常，不能对自然变化做出适应性调节时，就会发生疾病。四时季节气候都有不同的特点，故除了一般疾病外，常常可发生一些季节性多发病，如骨痹等。此外，某些慢性骨伤疾病，多在气候剧变或季节交替时发作或加重。

昼夜晨昏对人体存在影响。在昼夜晨昏的阴阳变化过程中，人体也必须与之相应。虽然一昼夜的寒温变化不如四时季节那样明显，但对人体也有一定的影响。《素问·生气通天论》说：“故阳气者，一日而主外，平旦人气生，日中而阳气隆，日西而阳气已虚，气门乃闭。”这种人体阳气的昼夜变化，即反映了人体在昼夜阴阳的自然变化过程中，机体生理活动的适应性变化。故曰："夫百病者，多以旦慧昼安，夕加夜甚。"

地方区域对人体也有影响。地理环境和生活习惯不同，人体气血运行亦有所不同。地域环境是人类赖以生存的要素，主要包括地势高低、地域气候、水土物产、人文地理、风俗习惯等。地域气候、地理环境、水土物产及生活习惯的不同，在一定程度上影响着人体的气血运行和脏腑功能，进而影响体质的形成。如江南多湿热，人之腠理多稀疏；北方多燥寒，人之腠理多致密。又如青藏高原空气稀薄，气血较虚，易虚喘；南方地区气候炎热，阳气多盛，腠理多疏，易中暑热；北方寒冷，其人多食肉，其筋骨多强实而体质耐寒。北方多冰冻冷滑，气血易凝，筋骨易损，加之多饮酒御寒，股骨头坏死的患者较多；南方沿海地区多湿热，其人多食海鲜，则多发湿热痛风之证等。可见，地域环境可以影响人体的生理活动，而且人体随着地域环境的变化会出现相应的改变。

总之，由于人与自然存在着既对立又统一的关系，故因时、因人、因地制宜也就成为平乐正骨防治疾病的重要原则。同时，平乐正骨认为，人与天地相应，不是消极的、被动的，而是积极的、主动的——人类能够主动地去适应自然，从而提高健康水平，减少疾病的发生。

（六）平乐正骨对筋骨与膳食、起居、劳逸、情志辩证关

系的认识

1. 膳食结构与筋骨健康

“饮食者，人之命脉也。”膳食营养是人类赖以生存的物质基础，而平衡的膳食则是机体与筋骨健康的基本保证。筋骨的状态直接受到气血的影响，气血平衡则筋骨泰，气血失衡则筋骨疾。气血平衡源于五脏平衡，只有五脏功能协调平衡，气血的生化与运行才能保持动态平衡。平乐正骨理论认为，五脏的协调平衡很大程度上源于膳食的摄入平衡。膳食平衡则五脏调和，五脏和则气血充，气血足则筋骨得濡，人体康健。膳食平衡是机体维持阴阳平衡、保持筋骨健康的基础。

2. 起居习惯与筋骨健康

《素问·上古天真论》曰：“上古之人，其知道者，法于阴阳，和于术数，食饮有节，起居有常，不妄作劳，故能形与神俱，而尽终其天年，度百岁乃去。”起居有常是指起卧作息和日常生活的各个方面有一定的规律并合乎自然界及人体的生理常度。它要求人们起居作息、日常生活要有规律，这是强身健骨、延年益寿的重要原则。晋代养生学家葛洪提出“养生以不伤为本”，“不伤”的关键在于平衡养生，起居有常。平乐正骨理论认为，起居有常是平衡养骨、保证筋骨健康的关键；起居有常、平衡养骨的理念应贯穿于日常生活的每一个细节中，无论白昼黑夜、春夏秋冬，还是风霜雨雪，日常起居的各个环节均应注意顺应时节、合乎自然、不忘“适度”、护筋养骨。起居有常主要包括作息有时、劳逸适度、动静平衡、房事平衡、形神合一等。

3. 劳逸状态与筋骨健康

劳逸有度，方能经络通畅，气血调和，筋骨健康。《素问·宣明五气》云“五劳所伤，久视伤血，久卧伤气，久坐伤肉，久立伤骨，久行伤筋”，指出过动过劳、过静过逸均可致气血损伤，筋骨失衡。一方面，过逸伤气，可致气血瘀滞，伤及筋肉。张介宾曰：“久卧则阳气不伸，故伤气；久坐则血脉滞于四体，故伤肉。”另一方面，运动过度，或过度体力劳动，可导致精血亏损甚至衰竭，形体枯瘦，筋骨失濡。正如《庄子·刻意》云：“形劳而不休则弊，精用而不已则劳，劳则竭。”平乐正骨理论强调，在日常起居中应注意体脑结合、动静结合，既要重视“动”，又要注意把握量度，做到动中有静，静中蕴动，如此方能筋骨健康。

4. 情志状态与筋骨健康

平乐正骨理论认为，人的精神、情志、心理活动与五脏六腑、筋骨肌肉、气血津液等有形之体是互根互生、相互依存的。形与神和谐统一，则身心平衡，气血畅通，筋骨得养，机体康健；而形神失调，必将导致各种伤科疾病的发生。

《素问·疏五过论》曰：“精神内伤，身乃败亡。”情志致病（神病），不仅内伤气机，甚至身体消衰。平乐正骨理论一直重视精神情志因素对人体生理、病理的影响，认为心理活动与身体疾病的产生密切相关。突然强烈的精神刺激或反复持久的情志刺激可使人体脏腑功能损伤，导致气血失衡。筋骨由气血所养，气血一旦失衡，筋骨必然失濡，则机体筋骨之动态平衡关系遭到破坏，神病伤形，故易患筋弛、筋痿、筋挛、筋伤，或易患筋骨痹、骨岩、骨痨、骨疽甚至骨折等病。对于筋骨已伤者，则可影响形复（筋骨病之康复），甚或加重形伤，形成神乱侮形反扰神之恶性循环，影响康复进程。反之，如果思想娴静，心境平和，没有杂念，正气能顺从调和，则可使气血调和，身心及脏腑功能平衡，形神统一，筋骨得养则身体康健。《素问·上古天真论》谓："恬惔虚无，真气从之，精神内守，病安从来。"因此，通过调摄精神可以达到未病防病、既病促愈的目的。

5. 平乐正骨对筋骨病理及其防治的认识

平乐正骨理论认为，筋与骨在生理上相互依存，在病理上互相影响。骨病必及筋，筋损则束骨无力，亦影响骨之功能。筋与骨的动态平衡关系犹如桅杆和缆绳之间的关系，其中任何一方遭到破坏，均可引起筋骨平衡状态的丧失，从而导致伤科疾病的发生。当暴力损伤机体，轻则伤筋，为肿，为痛；重则过筋中骨，致骨折、脱位的发生；甚则连及脏腑，危及生命。同时，筋伤往往伴随骨伤的全过程，伤筋必然影响筋骨的平衡。筋为机体活动的动力、联络之纽带；骨为全身之支架，为筋起止之所。外感六淫、七情内伤、饮食失宜、久病失养、劳逸失度、年老体衰以及跌仆闪挫等因素导致筋伤或骨损，均可使筋骨平衡关系遭到破坏。筋伤导致关节失稳、无力、失养、活动异常，进而出现创伤性、劳损性、退变性、失用性骨关节病；骨伤则导致筋无所张、失依、失用，进而出现筋弛、筋痿、筋挛、筋伤。

在筋骨疾病的防治上，平乐正骨注重养骨，强调"未病先防、欲病救萌、既病防变、病后防复”；日常起居注意平衡膳食养骨，愉悦情志养骨，规律作息养骨，适度运动养骨，动静结合养骨，筋骨疾病重在“防”。

三、洛阳平乐正骨流派传承脉络

第一代：郭祥泰。

第二代：郭树信。

第三代：郭贯田。

第四代：郭登三、郭聘三、郭健三、郭九三。

第五代：郭景轩、郭景星、高云峰、郭景韶、郭景耀、郭景象。

第六代：郭维黾、郭维淮、郭秋芬、郭玉凤、郭玉龙、郭维笃、郭维玉、郭维宗、郭维绪、郭竹。

第七代：郭志森、郭志林、郭艳丝、郭艳锦、郭艳颖、郭艳幸、郭志豪。

第八代：郭珈宜、马珑。

四、洛阳平乐正骨流派当代发展情况

进入 21 世纪，党和国家更加重视国计民生，重视中医在保护人民健康中的作用。平乐正骨在新一届领导班子的带领下，其传承大本营河南省洛阳正骨医院已通过国际医疗卫生机构认证联合委员会附属机构（JCI）及中国合格评定国家认可委员会（SNAS）认证，顺利迈入国际化行列；河南省洛阳正骨研究所也更名为河南正骨研究院，与多所大学联合培养专科生、本科生、硕士生、博士生以及博士后。2008年河南省洛阳正骨医院与深圳平乐骨伤科医院同时被国家授予第一批“平乐郭氏正骨”非物质文化遗产传承依托单位，2012年“平乐郭氏正骨”被评为国家第一批重点学术流派传承工作室。至此，平乐正骨实现了医、教、研、产、文一体化以及国际化，成为河南医界的一张响当当、金灿灿的名片，实现了平乐正骨的第三次腾飞。

回顾以往，平乐正骨虽然流传220多年，但在中华人民共和国成立前发展比较缓慢。中华人民共和国成立后，在党的中医政策指引下，平乐正骨已由最初几个继承人，发展到如今遍布国内外、不计其数的平乐正骨人；由坐堂郎中发展到如今的省立三甲中医骨专科医院；由祖传口授，发展到成立高等学府、科研机构与产业。平乐正骨在学术上突出了中医特色，丰富发展了传统理论，拓宽了技术范围，达到了国内领先水平，享誉海内外。河南洛阳被誉为正骨之乡，平乐正骨已成为全国最大的、最具影响力的中医骨伤科学术流派。

第八节　清宫正骨流派

一、清宫正骨流派历史渊源

清代顺治初年设有御马监，顺治十八年改为阿敦衙门，至

“康熙十六年改为上驷院，雍正六年定卿为三品”(《清朝文献通考》卷八十三职官七)。当时上驷院的主要任务是为清朝宫廷及骑兵驯养马匹，因满蒙八旗绰班医生主要随同骑兵一起调动，并为受伤的将士治伤，所以为数众多的领侍卫衔的蒙古班医生属上驷院管辖。据《清史稿》记载“上驷院兼管大臣，无员限。卿二人。正三品。其属……蒙古医生长三人，正六品。副蒙古医生长二人，八品。绰班长二人，初无品级。雍正元年定正七品……”这段记述说明了从顺治年间到康熙、雍正年间，上驷院内一直设有“绰班”御医职位。此时正式的医疗机构尚未形成，医学理论也未统一，手法亦未形成统一流派。

至乾隆年间，朝廷对医疗机构进行整顿，尤其对上驷院管辖内负责正骨按摩的蒙古绰班医生给予了高度重视，并对医生的选拔、教学、官职、责任方面进行了明确的规定，据《钦定大清会典事例》内务府官制卷一千一百七十一记载：“乾隆六年奏准(上驷院)额定阿敦侍卫二十一人”，“十一年奏准，于蒙古医生内，拣选医道优长堪充教习者，授为蒙古医生头目二人。给予八品虚衔顶戴，令其教习蒙古医生”。当时朝廷的制度是在三旗的士卒中挑选懂得正骨技术者，每旗选十名，由上驷院管理，晋升的最高职称叫“蒙古医生长”。清乾隆七年由吴谦、杨裕铎等人编纂的《医宗金鉴》终于刊行，《医宗金鉴·正骨心法要旨》则被上驷院绰班医生视为金科玉律，它所阐述的学术思想使得上驷院绰班医生在医学理论上得到统一，也标志着上驷院满蒙绰班医生“正骨心法学派”的诞生。

至清嘉庆末年、道光初年，朝廷对太医院做出整顿，据清《太医院志》记载，“旨以正骨科划归上驷院，蒙古医生长兼充”，从这时起，上驷院绰班处正式成立，并成为清朝宫廷大内唯一的骨科医疗机构，学术思想和医疗技术日臻成熟，涌现出大批的满蒙汉优秀的骨科和按摩医生。

清代上驷院绰班处学术思想的历史发展过程大致如下。

（一）萌芽时期

这时期的代表人物是绰尔济·墨尔根，其学术思想主要体现了蒙古骨伤医生的接骨、外伤兼治的特点，医治方法辅以刀、锤、特效蒙医药物，依重秘方，手法、药物难分伯仲。

（二）形成时期

《医宗金鉴·正骨心法要旨》的出现成为上驷院绰班处的手法宗旨，它也代表着上驷院绰班处学术思想的初步形成。这时期的代表人物是觉罗伊桑阿。《清史稿》记载:“觉罗伊桑阿，乾隆中，以正骨起家，至钜富。其授徒法，削笔管为数段，包以纸，摩挲之，使其节节皆接合，如未断者然，乃如法接骨，皆奏效。”由此可见，伊桑阿非常重视接骨的手法，对《医宗金鉴·正骨心法要旨》正骨八法中“接”法的使用技巧颇为娴熟。他在承袭了绰尔济的学术思想后，更加注重手法的治伤作用，这也是受《医宗金鉴·正骨心法要旨》中“手法者，诚正骨之首务哉”观念的影响。

（三）成熟前期

这时期的代表人物是德寿田（绰班德），他在功法、手法、器具、方药等方面的传授中，一方面奉《医宗金鉴·正骨心法要旨》为经典，另又一方面更加注重摸法的传授。德氏要求上驷院绰班处的医生和学员们必须真正领悟到“摸”法中的奥妙，真正做到“则骨之截断、碎断、斜断，筋之弛、纵、卷、挛、翻、转、离、合，虽在肉里，以手扪之，自悉其情”。可以看出德寿田的学术思想较绰尔济和伊桑阿更加注重手法的作用，强调“手巧”。上驷院绰班处学术思想在这时期发展较快，进入了成熟前期。

（四）成熟时期

这时期的代表人物是夏锡五。夏氏认为，要想做到“一旦临证，机触于外，巧生于内，手随心转，法从手出”及“盖正骨者，须心明手巧，既知其病情，复善用夫手法，然后治自多效”，首先医生自己要做到“心明”，“无心则无法，心不明则法必乱”，即要“以心法统手法”，这代表着上驷院绰班处学术思想成熟期的到来。夏氏对骨折的医治方法提出了正、整、接、实的治疗思想，对筋伤治法归纳为立、盘、旋、背、合、推、摇、摆、提等，充实和发展了《医宗金鉴·正骨心法要旨》中手法的内容。

（五）成熟后期至今

这时期的代表人物是孙树椿。孙氏继承了师父的学术思想、功法、手法真谛，潜心钻研，师古而不泥古，结合自己的临床经验，特别是对筋伤手法进行了系统的研究和整理，形成了具有孙氏特点的筋伤手法治疗体系。他还提出“筋伤辨治，气血为要”及“动静结合，主动为主”等学术观点，指出治疗筋伤讲究因势利导、轻巧柔和、法药并用，其诊疗思想和治疗方法有其独到而精辟的见解。

二、清宫正骨流派特色

（一）强调“以痛为腧、手摸心会”的检查法则

骨伤科手法施术方案的确立主要有两个方面：第一，一般意义的辨证辨病；第二，病变部位、程度、性质等的辨别。运动受限的原因主要为人体某些部位的疼痛和麻木，在一定程度上，往往是由外力损伤、过度的劳累及寒湿侵袭等因素引起的，疼痛是主要的临床表现。中医学和西医学都阐述了疼痛点思想，认为其是关键点所在，是中医学所说的经络气血受阻之点，以及西医学所指的炎症、肌肉、韧带纤维痉挛和肌腱错位等的部位。例如在长期医疗实践中发现椎动脉型颈椎病的疼痛点往往在上颈段及 $C_{3\sim4}$ 水平的椎旁软组织处，肩周炎和腰椎间盘突出症等都可以在一定部位发现“筋结”点等。《清史稿》中曾有记载：清乾隆中期，当时以正骨起家的著名蒙古医士觉罗伊桑阿利用削为数段的毛笔管，在外用纸包裹并揉搓来将笔管重合的方法来教授徒弟接骨的思想和理念。这种最古朴的方式把手摸心会、轻巧柔和的

核心理念形象地展示了出来，其“通过视触叩听，利用手摸心会来知晓脊柱结构，了解棘突位置与人体的联系，筋结的位置、大小、软硬、形态解剖与临床表现的相关联系，以了解影响脊柱正常活动的原因”。

因此细细去体会人体皮肤下的筋结和骨头病变，并应用柔和的手法来解决疾病，对一个合格的医生来说是必要的。从认知层面，“手摸心会”是触觉、视觉及语言符号等信息的综合采集，并以某种认知思维模式将以上信息进行辨别、整理、归纳总结的过程。在骨科的临床实践中，“手摸心会”指的是“医师长时间的手法训练与临证，可以触摸感知的信息并形成一种表象，这种表象可以被另一种表象在一定程度上优化，并且表象的内容在一定范围内是相对稳定的”。“手到是基础，心到是层次”。“手到”就是要求医者能将诊疗技术与手的触诊相融合，充分利用好人的敏感触觉的技能；“心到”是指心神合一，要求医者在对人体正常筋骨结构关系非常清楚的情况下集中精力感受手下的感觉，做到一目了然。只有扎实的经络、腧穴及人体解剖学知识，才能更好地发挥以“手摸心会”来“知其体相”的高超技能。要想把理论与实践更好地融合，只有多实践，找到手下的感觉，即所谓“心到、眼到，不如手到”。

（二）提倡“病证互参、以血为先”的辨证思想

张仲景的《伤寒论》和《金匮要略》充分概述了中医临床辨证与辨病结合的思想，成为中医药临证的准则。孙树椿教授认

为，中医辨证是中医学的基本准则和灵魂。在临床治疗中，应遵循中医辨证、理方、处药的基本原则，结合现代科学和医学技术手段，使病证相结合，做到以证识病。用西医的方法并不意味着不是传统中医，而是在于诊断、治疗疾病及使用药物时是否体现出了中医学的整体观念。在临床治疗中，只有做到辨病与辨证结合、病证合参，才能用药精准、手法恰当。辨证论治是中医学的一个特殊术语，它揭示了疾病某一阶段的本质，是对疾病发展到一定阶段的本质概括。因此，辨病与辨证的结合体现在以下两个方面：一是以中医基础理论为指导，在中医诊断的基础上进行辨证，即辨病与辨证相结合；二是在西医诊断明确的同时，进行中医辨证，将中医辨证思维与辨病方法相结合。这有利于窥探病变的性质，提供更强针对性的治疗，使病位、病理和转归等更加明确具体。

由于同一疾病在不同阶段有不同的病理变化，所以诊疗法则也迥然不同，中西医结合有助于了解该病的转归及预后。孙树椿教授认为，中西医辨证辨病的结合是临床的一种治疗模式，如清代医学家徐灵胎在《兰台轨范》中记载："欲治病者，必先识病之名。能识病名，而后求其病之所由生，又当辨其生之因各不同，而病状所由异，然后考其治之之法。"因此若想洞悉人体解剖结构，并真实客观地了解疾病内在的病因、病机和病理演变规律，应该在立足于中医辨证论治的同时，充分利用现代科学技术带来的优势和手段。

清宫正骨流派推崇气血辨证为筋伤辨治的纲领，认为全身气血循行，达五脏六腑、四肢百骸，故人体的任何一处的损伤必首伤气血。《杂病源流犀烛·跌扑闪挫源流》记载："跌扑闪挫，卒然身受，由外及内，气血俱伤病也。"伤血则出血或血瘀，血瘀则阻塞经络、血脉，流通受阻。血有形，血瘀则肿胀，因瘀血的部位和瘀血量的差异，以及时间长短的不同，故而所表现出来的症状也不同。如瘀于肌表，则肌肤色青紫，肿胀疼痛；瘀于骨膜下或骨膜外，则局部肿胀疼痛，但皮色不变；瘀于营卫筋脉，则痛无定处；瘀于腹部，则痞满胀痛、拒按，若经久不愈则成顽疾。治血先行气，气行则血行，临床中气血是统一体，不能截然分开，仅有偏重而已，故治疗时应气血并治。

（三）主张"骨正筋柔、轻巧柔和"的手法原则

中医手法是治疗筋伤的关键。孙树椿教授强调"骨正筋柔"，先松筋再调骨。若在筋挛、筋僵时强行正骨，不仅会加重筋的损伤，而且即使骨的位置调整正常，也会由于筋不束骨而骨自歪。

孙树椿教授结合刘寿山先生的思想和他自己多年的临床实践经验，运用现代解剖学和病理、生理学知识，整理规范了筋伤手法，指出手法治疗应遵循因势利导、轻巧柔和的原则，使患者不感到痛苦的情况下其症状也得到缓解或痊愈。"轻"是指手法力度要轻，尽量避免患者产生紧张、恐惧，使肌肉放松，达到密切的配合。"巧"是用"巧劲"，手法运用不仅要有技巧，而且要巧妙利用患者的心理。例如在对颈椎病实施孙氏不定点旋转扳法治疗时，嘱患者吸气的同时快速施行扳法，使患者在未感知时完

成手法的施治。这样不仅可以减轻患者的紧张情绪，而且可以减少患者因本能的对抗而引起的事故。“柔”是指力度柔和，即要做到刚柔相济，以患者病情与医者自身功力为基础，运用手法力度。对新伤要力轻动缓，陈旧伤要逐步施力。对于体弱病重的患者，治疗时用力要缓，以能耐受为限。对于身强病轻的患者，要使患者患处有沉重感或酸痛，且可忍受即可。“和”就是心与手相和，医者用手“体会”病损是治疗的基础，用“心”指导施术是治疗的目的。筋伤手法是一种“心神”引领下的能量传递，而不是简易往复的机械运动。正如《医宗金鉴·正骨心法要旨》中记载的：“机触于外，巧生于内，手随心转，法从手出。”《礼记》曰：“医不三世，不服其药。”门户之分不存在于中医流派，而学术见解则更没有流派之分，它是灵感的挥洒，并不是情绪肆意，而是在理论与方法的长期实践过程中，发现局限与不足，发现异议，并对此进行长期、全面、深入思考的产物。敌视与莫名的排他性不是各个流派之间的归属，在中医学术流派中不仅存在共有的专业特性，而且其对立、互补、相互依存的共生、地域、源流、派生关系等也长期存在。

三、清宫正骨流派传承脉络

绰尔济·墨尔根，生于明嘉靖二十九年（1550），是清初著名的外科医学家，由于在正骨创伤外科的临床实践中做出了突出贡献而被努尔哈赤任命为御医。其是目前可考证的清宫正骨最早期代表人物，被认为是清宫正骨流派的鼻祖。

《清史稿》中记载，乾隆时期最著名的蒙古医生觉罗伊桑阿，其以正骨医术起家，逐渐成为很富有的人。他教授徒弟的方法是先将毛笔管削为数段，然后外面用纸包裹起来，让徒弟们放在手里揉搓，直至这些毛笔管再重新接合起来，就像没有折断的样子。按照该法练习接骨，再应用于临床，常能取得良好效果。

至道光年间，上驷院绰班处最著名的是主张以摸法为纲，八法相辅相成的蒙古医生德寿田。德寿田门下弟子有桂祝峰（正白旗蓝领侍卫）、怀塔布（正白旗蓝领侍卫）、景隆（正蓝旗护军）、荣志（正红旗蓝领侍卫）、崔海映（镶黄旗）。

桂祝峰门下弟子有文佩亭、夏锡五、连坠（镶白旗）、惠昌（镶黄旗）、桂林（正红旗）、崔连庆（镶黄旗）、增厚（正红旗）、德顺（正红旗）等人。

文佩亭门下弟子有刘寿山（原北京中医学院）、萨仁山（北京市中医医院）、叶常青（在家开诊）。

刘寿山其门人有孙树椿（中国中医科学院）、奚达、王育学、马德水、孙呈祥、武春发、康瑞廷等。刘寿山先生在继承以往清宫上驷院绰班御医的正骨经验基础上，将骨伤科治疗手法统一归纳分类为接骨八法、上骱八法、治筋八法以及舒筋八法，清宫正骨手法种类体系自此形成。据文献记载刘老先生的特色手法产生的治疗效果显著，闻名于当时的京城地区。由北京中医药大学东直门医院有关专家人员主编的《刘寿山正骨经验》一书，将刘寿山先生正骨手法技术与临床诊疗经验进行了详细描述，以示后人。

孙树椿教授桃李芬芳，作为当今清宫正骨流派传承人代表之一，其由国家中医药管理局确定的第三批全国老中医药专家学术经验继承人有朱立国、张军、罗杰；国家中医药管理局确定的第四批全国老中医药专家学术继承人有高景华、范东；正式收为徒弟的分别是北京中医药大学东直门医院方建国、郭学勤，甘肃李盛华、王承祥，黑龙江张晓峰，北京王庆甫、李俊海、黄沪、陈兆军、季原，广东孔畅、陈海云，河南鲍铁周、李惠英、邓素玲、宋永伟、毛书歌、李沛、王太红、李现林、白玉，台湾省杨煌漠，沈阳张成亮、孙竹青，并有海外美国的杨洁、陈永达；培养的博士分别是张军（中国北京）、齐越峰（中国北京）、张清（中国北京）、张淳（中国北京）、李普光（马来西亚）、武震（中国黑龙江）、于栋（中国北京）、唐东昕（中国贵阳）、陈朝晖（中国安徽）、王立恒（中国辽宁）、张磊（中国北京）、赵忠民（中国吉林）、韩磊（中国北京）。现在他们均为所在单位骨伤科的骨干，在继承、推广和创新中医骨伤方面起到了中坚力量的作用。

孙树椿教授在师承刘寿山老先生正骨经验的基础上，结合西方临床医学中系统解剖学、病理生理学及生物力学观点，对清宫正骨流派传承下来的理论及治疗方式进行归纳整理，简化了传统清宫正骨手法操作，有利于清宫正骨手法的传承学习和临床推广，同时也保证了手法原有的疗效。

附：清宫正骨流派传承谱系

第一代：绰尔济·墨尔根等。

第二代：觉罗伊桑阿等。

第三代：德寿田等。

第四代：桂祝峰、怀塔布、景隆、荣志、崔海映等。

第五代：文佩亭、夏锡五等。

第六代：刘寿山、吴定寰、冯诩、周玉宗、郭宪和等。

第七代：孙树椿、刘钢、周俊杰、张秋实、徐斌等。

第八代：孙呈祥、方建国、朱立国、张军、罗杰、刘秀芹、高景华、范东、齐越峰等。

四、清宫正骨流派当代发展情况

目前清宫正骨流派以孙树椿教授为主要代表人。孙树椿教授发扬中医药特色，借鉴骨伤各家所长，总结出了“入其法而又出其法”的特色中医骨伤治疗手法体系；并由孙树椿教授亲自操作示范、编撰而成《清宫正骨手法图谱》，书中以图片配合文字讲解的形式系统阐释了清宫正骨手法；由孙树椿教授主编出版的《临床骨伤科学》与《中国骨伤科学》等学术专著，加快了现代中医骨伤学科知识在医学界的传播与发展。截至当前，清宫正骨流派在国内已建成七家流派工作站，在全国各地骨伤科学术流派间搭建起交流共享、共同提升的学术平台，使这项具有深厚历史底蕴的中医学技艺在新时代蓬勃发展。下面对清宫正骨手法不断改良运用及研究的情况进行简要的介绍。

（一）对清宫正骨手法的改良运用

清宫正骨流派治疗方法经后人不断发扬传承，并与现代社会环境条件下人们多发的骨伤科疾病相适应，使之在患者的实际临床治疗中效果显著。但也有文献报道医者在使用不正确的颈椎旋转手法时可能导致患者出现恶心、寰枢椎脱位等不良反应。面对颈椎旋转手法操作难度大、安全性不高等问题，师承于孙树椿老先生的朱立国教授等当代清宫正骨流派学术传承人，创新性地将孙氏颈椎旋转手法改良为颈椎旋提手法。当进行颈椎旋转手法操作时，由于术者对于患者颈椎的活动范围不了解，如强行盲目旋转，所转尺度不足则疗效不及，旋转过度则患者自身安全性存在隐患，朱立国教授将旋转手法中的扳法动作进行改良，将扳动颈椎力的方向由水平方向调整为竖直向上。此举可避免手法进行过程中因颈椎旋转角度过大而造成的不可逆损伤，且手法作用力向上，能进一步拉开颈椎内错缝的关节间隙，达到相同疗效，同时也提升了手法的安全性。旋提手法经过既往临床随机对照试验研究，已形成行业内标准规范化手法，并充分证明了其可作为兼备有效性及安全性的骨伤科代表性手法。朱立国教授根据神经根型颈椎病的发病特点及症状，推荐使用三阶段疗法联合旋提手法治疗神经根型颈椎病，对于神经根型颈椎病的临床诊疗具有指导意义。

（二）清宫正骨手法的现代化研究

现代社会先进的试验手段与研究设备使探索清宫正骨手法的作用机制以及开展对清宫正骨手法的基础研究成为主题。其手法运用生物力学研究的内容是将手法操作主观经验描述转变为客观量化指标数值，形成一套标准化、规范化的手法操作及考核模式，参数量化研究对于清宫正骨流派手法的传承发展具有重要意义。

清宫正骨手法以颈椎旋转手法为主要载体进行了生物力学量化研究，颈椎旋转手法经过了大样本、多中心的随机对照研究验证了其作为神经根型颈椎主要治疗手法的临床有效性，并确立了旋转手法的规范操作要领，申请获得了 2 项国家级专利。魏戌对颈椎旋提手法操作特征进行了量化分析，研究结果表明，手法使用者左右侧手操作手法并无明显差异，并得出了对于不同体重指数等级的患者使用旋提手法的具体预载力、扳动力以及最大作用力的大小。冯敏山在进行量化颈椎旋提手法的研究时，测量了朱立国教授使用旋提手法的预加载力、扳动时间等参数，离体生物力学研究表明：在颈椎旋提手法的实际临床操作中，在患者颈椎施加 150N 左右的预牵拉力作用下，术者扳动颈椎采用 150N 左右力量是适宜状态。2017 年，以朱立国教授为核心的研究团队在孙氏颈椎旋提手法方面的研究成果获得了国家科学技术进步奖二等奖，在推动清宫正骨流派的发展的同时也被国家所认可。其后续清宫正骨手法中摇拔戳等手法的基础研究仍在不断的进行和完善当中。清宫正骨流派传承发展模式为当代骨伤科学术流派提供了重要的借鉴意义。

第九节　华山正骨学术流派

一、华山正骨学术流派历史渊源

（一）地域优势

辽宁是东北三省的龙头，由于环境优越、资源丰富、历史悠久、文化经济发达，出现了许多的名城，其中沈阳、鞍山、丹东便是各具特色的三座名城。沈阳建城 2300 余年，有“一朝发祥地，两代帝王城”之称，是辽宁的省会。鞍山是中国最大的钢铁基地。丹东古称为安东，因“薛仁贵东征”而得名，是依山傍水、美不胜收的边陲城市。丹东不仅文化繁荣，风景也别具特色。优势的地理环境以及发达的经济文化为华山正骨学术流派的创立提供了客观条件。华山正骨学术流派肇始于清咸丰年间，位于安东东沟（今东港市）地区，至今已有 170 年左右。

（二）孙华山先生

流派创始人为孙华山先生。孙华山，字荣，清光绪十八年生于安东东沟黄土坎子乡康家店。其父是当地有名的中医骨伤大夫。孙荣兄弟五人中仅是其自幼左腿残疾，人称孙瘸子。承蒙其父的怜爱有加，独传其技艺，孙华山 14 岁起随父学徒，苦心专研，医术渐长。后因机遇师从马义（清代时期山东地区华佗医派的传承人），精研华佗学术理论以及临床医技，不断专研，形成了独立的医学体系。1945 年，孙华山先生在安东县开设华山正骨医院并任院长兼医师，收徒 13 人；1949 年被聘为安钢铁东医院整骨所所长；1952 年被聘到沈阳市立第二医院开设正骨科；1955 年带 20 名徒弟调到沈阳市立第一医院作为中医骨伤专家；1958 年在他的积极努力下，创建了沈阳市正骨医院（后改名为沈阳市骨科医院）。孙华山先生秉承家传，并传承了华佗医学绝技，通过一生的实践，总结出一套独特的接骨诊疗技法（包括手法及理法方药等），形成了完整的骨伤流派体系，因此被称为“整骨大王”，他自制的接骨用药也在当地被誉为“独一无二的灵丹妙药”。

孙华山先生一生致力于中医骨伤事业的发展，形成了华山正骨学术流派的医学理论体系，并将其学术思想体系传承于后辈。经不完全统计，孙先生在世期间共培育了近 80 名中医骨伤接班人，其中刘海起为华山正骨学术流派的第四代代表性传承人。

（三）刘海起先生

刘海起为继承先师绝技，始终坚持骨伤手法研究与临床实践，坚持参与国内外骨伤科学术活动，积极利用个人空余时间进行临床实践。2011 年年初，刘海起发起成立了辽宁省孙华山骨伤研究院，当选院长；其后又发起成立了辽宁省手法诊疗研究会，并在当地成立了华山正骨学术流派，于 2012 年向国家中医药管理局申请并通过成为首批全国 64 家中医学术流派之一。

二、华山正骨学术流派特色

（一）重视气血学说，内外兼顾

华山正骨立足气血学说，认为伤科主症，全身气血虚实为本，局部筋骨伤损为标，治病必求其本，而本急当先治本，标急当先治标，须识病机，各司其职。

其数十年的临床实践证明，对于绝大多数伤科病，应当内外兼顾，应有外治手法及内伤诊疗理论进行辨证论治，这样合并症出现的较少，损伤的修复较快。华山正骨学术流派在临床实践中，要求医者对人的生理解剖及其病理、骨与关节的构成、筋肉的起止、神经血管的走行、损伤的程度必须熟悉了解，才能达到识其体相，知其变异，方可“接触于外，巧生于内，手随心转，法从手出”，以至于在治疗伤病的过程中不会旁生枝节，能够手到病除。

（二）内治重辨证治疗

华山正骨认为内治法应按伤科的不同阶段进行辨证治疗。初期以活血化瘀、镇静止痛为先，血不治则瘀不去，瘀不去则骨不能接，瘀去则新骨生；中期接骨续筋，祛风散寒；后期补益肝肾，舒筋活络。

（三）外治以正骨八法为基础，辅以拔伸牵引等手法

华山正骨在施正骨术时，以“激怒分神”法转移患者注意

力，于不知不觉中完成治疗过程。正如《医宗金鉴》中所说，“法之所施，使患者不知其苦，方称为手法也”。

（四）独创以“得力”即功能复位的思想

孙华山独创闭合复位、局部中药外敷、纸壳夹板、布绷带外固定，充分体现了中医正骨的筋骨并重、内外兼治、动静结合的指导思想，至今仍用于临床。其整理加工的琥珀丸、接骨丹等十几种秘方，被誉为“正骨仙丹”。

（五）流派学术成果

1. 正骨手法

孙华山先生认为筋骨作为人体躯干四肢的连锁和支柱，治疗的目的是使已废用的肢体恢复其功能状态。在诊断正确的情况下，选择恰当的时期施行诊疗，选取合适的部位，施用确切之方法，多能达到治疗的效果。华山正骨学术流派一直重视临床实践，严格要求医者平日细心揣摸，熟练手法诊治，以期将华山正骨的理论与技艺融会贯通。孙华山先生将其一生的经验编撰成《正骨学讲义》，此书在当时充当着中医骨伤学的教学课本。书中分章阐述了中医骨伤发展历史、骨伤学理论，重点阐述了骨折各论以及关节脱位。此外，孙华山先生还撰写了《中医正骨法——骨折篇》《中医正骨法——筋伤篇》两书，由各书中的章节分类可知，它们的编写是按照临床上常见疾病的分类进行的，并且重视临床经验的总结，对于骨伤疾病进行文字与图片描述，图文并茂，详述诊疗方法。上述著作是20世纪四五十年代全国骨伤界最早的范本，至今仍然具有一定的临床指导价值。

华山正骨手法多样，但最为重视的是徒手整复的方法，这是华山正骨学术流派重要的传承内容。手法实施前，孙华山先生提倡先行服用独一散一剂，洗澡（水温约42℃）后抓攀筋，其用意在于清内热，缓解肌肉痉挛，减少抵抗，便于拔伸，易于施行手法，减轻患者的痛苦，达到快速复位的作用，正如《医宗金鉴》所言："法之所施，使患者不知其苦，方称为手法也。"正骨手法，首先医者观察伤势，并用手摸清骨折变位形态，辨明病情，做到心中有数；然后施行手法，先让助手把正患肢，握住骨折的远近两端，医者以两拇指平压于正面的骨折端隆突部位，其余各指从两边伸向对面以托提陷下的折端，两手掌部逼于断端的两侧，做好准备，然后命令助手按指示方向对抗拔伸，以平稳趋直的力向逐渐拉开折端，随后医者两手合力用劲，以使得折端突起部压平，陷端提起，碎骨完复，歪而复正，断端互相接合；最后检查骨折部的棱缘及各面，如果断面恢复连续平正，外观形正，长度与健侧相同，即完成了正骨操作。该操作过程要求患者、助手与医者之间相互配合，行动一致，以稳、准、快、狠的要领达到快速复位的目的。

此外正骨手法不仅是用于接骨，而且还可以用于矫形。新旧骨折在愈合期中或愈合后出现角度者，可用"压"的方法进行矫正。

手法诊疗技术一直是华山正骨学术流派的重点传承内容，历代传承人均重视对手法的掌握，并遵从《医宗金鉴》正骨八法"摸、接、端、提、推、拿、按、摩"。此八法在现代骨伤临床上也被定为骨伤正骨手法的基础。中医骨伤治疗手法疗效显著，并且具有一定的优越性，近些年来对于手法的研究与整理越来越受到关注，整理形成的手法远远超于传统的正骨八法。如在岭南李氏骨伤学术流派的发展研究中，整理具有临床使用价值的李氏正骨手法就有十四法，其中“摸骨辨认”“擒拿扶正”“拔伸牵引”为基础手法，另外还有“提按升降”“内外推端”“屈伸展收”“扣挤分骨”“抱迫靠拢”“扩折反拔”“接合碰撞”“旋翻回绕”“摇摆转动”“顶压折断”“对抗旋转”十一法。在手法复兴的时期，华山正骨学术流派也在临床实践中总结了相关手法的使用研究。华山正骨学术流派第四代代表性传承人刘海起教授指出：“若将形形色色的骨折类型对号，有时无所适从，从某种意义来看对于《医宗金鉴》正骨八法是有必要发挥和衍化的，但是应该注重其提炼和归纳。”刘老先生认为摸法是贯穿整个治疗过程的手法，而骨折中常用并起到实质性作用的是接、端、提三法，推拿、按摩是骨折善后以及软组织损伤的治疗方法。下面简要介绍一下接、端、提三法。

（1）接法

该法在正骨手法中起着主导的地位，在手法治疗骨伤病变时主要是对骨折进行复位，即“使已断之骨合拢一处，复归于旧也”。复归于旧是接法的最终目标，将已断之骨整复回原处，恢复功能。接骨在前人诊疗过程中已经有根本的体现，后世使用的“拔伸牵引”即在接法的基础上衍生而来。

（2）端法

如果说接、端、提是正骨手法中的基本手法，那么最应仔细阐述的该是端法。据《医宗金鉴》记载:“端者，两手或一手擒定应端之处，酌其重轻，或从下往上端，或从外向内托，或直端、斜端也。”其解析了端法。端法涵盖了众多的复杂手法，并且在临床运用中是最为具体的手法。“从下往上”在操作中是将骨折的远端部向连接躯干的近端部位靠近，使骨折处接合。“从外向内”，古者认为是将骨折的远端由外侧向内侧托提，但在实际的诊疗过程中骨折的类型多样，难以统一解析，只能将其理解为在治疗过程中将骨折处“外支旁出”，通过手法整复达到复旧。“直端”是指沿着纵轴直接牵拉，然后使得骨折端卡住，捺正，达到复旧;“斜端”则是指沿着成角方向进行牵拉，使得骨折端卡住，捺正，达到复旧的方法。在实际操作过程中端法是变化无常的，与物理学中的力学关系密切，骨折的成角大小与端法中的牵拉方向与力度有一定的关系，因此端法是正骨手法中最为具体而又难以清楚解析的。

（3）提法

该法是沿着纵轴进行拔伸牵引，在临床操作中用手或其他工具采取的提牵的方式均属于提法的范畴。提法的作用效果是“陷下之骨，提出如旧也”，主要针对的是管状骨骨折的复位。在临床实践中，无论哪一类骨折，其整复过程都离不开提法，如果不可以把下陷的骨折端提牵出来，就无法实现对顶。

总而言之，流派之间的正骨手法五花八门，但是始终离不开最基本的接、端、提三法的繁衍。再多类型的手法也只是为方便术者在诊疗过程中运用以达到整复的目的，同时也为方便流派在教授徒弟、学生的过程中阐述其中的要领，达到心领神会，传承授业的目标。华山正骨学术流派将正骨手法提炼精简为接、端、提三法也是为了探究在骨折整复过程中最重要的手法，以便于临床施救以及徒弟、学生能掌握手法中的重点与精髓的所在。

2. 固定方法

在骨伤治疗中，为了维持损伤部位经过复旧后的良好位置，防止骨折、脱位的部位再次发生移位，保证损伤处组织恢复正常，因此在损伤部位复旧后加以固定。在中医发展史上早就有关于骨损伤的固定描述："跌扑损伤，虽用手法调治，恐未尽得其宜，以致有治如未治之苦……制器以正之，用辅手法之所不逮。"对于骨伤中的固定方法，一般分为外固定和内固定两种。外固定常用的方法有夹板固定、石膏固定、牵引固定以及外固定器固定。内固定是指在手术切开后使用内固定器材如钢板、螺丝钉、不锈钢丝等进行损伤固定的方法。

中医学发展史上推崇运用外固定的方法，因其在操作中简单易行，容易达到骨折复位的稳定性效果，一直受到医者的推崇运用。常用的固定器材有竹帘、通木、夹板、石膏、纸壳等，后经临床实践的不断改进，石膏、小夹板和纸壳仍然在临床上使用，并发挥着其优势。华山正骨学术流派在骨折整复后使用的传统固定方法是纸壳固定。

纸壳固定可分为外壳、垫壳和特殊壳三种。其中外壳用于固定骨折上下全段，在整层固定的最外层，长度根据损伤部位（即患肢）须固定的部位决定，宽度一般不超过固定部位周径的 1/4，壳的两端修剪成半圆，以方便关节运动。垫壳放在外壳的内部，紧贴于外壳，直接加压作用于变位折端的局部。根据两点和三点加压选择添加垫壳的压点。特殊壳是指用于特殊部位的纸壳，像坐骨骨折时使用的月牙壳、肱骨内外髁骨折使用的空心壳等。

纸壳固定常配合外敷用药、布带和棉垫使用。外敷药也称接骨糊，由土鳖虫、鹿角、桑白皮和荞面配伍形成，具有活血化瘀消肿的功效；棉垫是直接填充用的。纸壳固定具有一定的优势，数层纸壳叠放一起具有一定的坚韧性。固定初期可体现纸壳的弹性，配合绷带的压力有利于纠正残余变位；固定中期，因药物的熏蒸作用可根据肢体情况而塑性；后期，因纸壳干燥，恢复弹性作用。如此循环地发挥纸壳的优势更有利骨折部位的愈合。纸壳固定能减少患肢重心偏移所造成的错位，并且此法固定既可保证重点又能兼顾一般，是间隙固定不能比拟的。从力学角度分析，骨折外固定的质量越大，患肢重心偏移的变化就越大，这样引起的折端重新错位的倾向也就越大。这是石膏固定容易造成错位的原因之一。而纸壳固定骨折，因其质轻而能杜绝此患。同时，应用纸壳固定不仅在规格上可以量体酌裁，而且其形状也可以不断改进，如携带壳、空心壳、厚薄壳等可根据需要设计。此外，纸壳固定方法操作简单，材料易于获取，更适用于临床。

3. 常用方剂

中医正骨强调内外兼治，骨损伤部位采用外治法，即常见的手法整复；配合使用内服用药，能加速损伤部位的愈合以及功能的恢复。华山正骨学术流派在临床实践中总结出众多的经验方剂。

（1）外敷药——接骨糊

成分：土鳖虫、鹿角等各5克。

制法：用陈醋稀释，用竹板搅拌，随煮随拌至黏稠有光泽时止。

功效：散瘀活血，消肿消炎，止痛生骨。

用量及用法：药糊摊在适当大小的红布上，敷贴于患处，外以绷带纸壳固定，每1～2周更换。

（2）内服药

1）独一散

成分：马兜铃果等。

制法：晒干后用锅炒，然后研成细末。

功效：清肺热，预防肺炎。

用量及用法：每剂1克，洗澡前温开水送服。

2）活血散

成分：乳香、没药、土鳖虫、地龙等。

制法：上述各药研成细末。

功效：散瘀活血，消肿止痛。

用量及用法：每晚服用1次，每次5克。

3）乳没饮

成分：乳香、没药、土鳖虫、地龙、明天麻、白附子等。

功效：散瘀活血，消肿镇痛，消炎。

制法：上述药各15克，加水600毫升，煮至300毫升。

用量及用法：每晚服用 1 次，每次 100 毫升，可单独服用，也可送服接骨丹。

4）接骨丹一号

成分：主要为自然铜，元酒 100 毫升。

功效：接骨，活血，止痛。

用量及用法：每晚睡前服用 1 剂，用黄酒送服 3 日，停药 1 日，可服用 20 ～ 30 剂。

5）接骨丹二号

成分：自然铜和活血散等。

功效：接骨活血，消肿镇痛，消炎。

用量及用法：每晚睡前服用 1 剂，送服 3 日，停药 1 日，连服 2 ～ 3 周，须与接骨丹一号交替服用。

6）琥珀丹

成分：活血散 1000 克，血力花 200 克，三七 100 克，琥珀 100 克，朱砂 50 克，自然铜 100 克，大赤金 160 帖等。

功效：活血散瘀，镇静止痛，壮筋接骨。

制法：以上药物混研成末，炼蜜为丸。

用量及用法：每天早、晚饭后服用 1 丸，温开水送服。

7）舒络丸

成分：炙马钱子 200 克，三七 100 克，地枫 25 克，牛膝 25 克，炙乳香 25 克，炙没药 25 克，杜仲炭 35 克，羌活 15 克，甘草 15 克，自然铜 15 克，桂枝 15 克，防风 15 克等。

制法：以上药物混合研成末，炼蜜为丸。

功效：除风祛湿，活络舒筋续骨。

用量及用法：每晚服 1 丸，温开水送服。

三、华山正骨学术流派传承脉络

华山正骨传承名录祖师爷：华佗。

第一代：马义。

第二代：孙永和。

第三代：孙华山（华山正骨创始人）。

第四代：刘海起、智占孝、刘璞、徐中正、孙殿奎、孙殿臣、鞠振江、张福栋、王树连、保俊、郑云富、至华林、张守全、王凯、陈瑞吕、段之贤、秦树昆、席城坡、曲国斌、李晓光、李德全、张中枢、关承启、刘多义、倪青、李学英、刘永维、张立华、杨君一、刘振东、林钧科、张天宝、马瑞生、黄恩申、厉焕琦、黄世国、万增芳、刘海峰、田颖、王立民、王善荣、于仁月、宁吉远、姜同心、马广山、芯常平、李学中、刘志、赵忠诚、郑天成、于庆生、郑德发、王立仁、张中雷、韩洪斌、张令文、单树华、王振宝、孙悦庆、孙悦良、吴华、何伟、马洪玲、林东山、史福永、张振义、李玉民、赵德喜、于立宝等。

第五代：毛碧峰、智华、刘旸、薛冰、肇慧、窦学军、周双全、张成亮、徐天伟、王涛、马储、张大川、孙波、桑志成、张广智、李宪忠、黄永勋、曲忠梅（美国）、曲贤广、胡永国、林智勇、孙建峰、孙本全、张树军、许斌、郑学民、黄春元、朴光国、于长明、金成日、董贵鑫、荆益杰、史玉红、林源、姚君、薄通（泰国）、陈明英（越南）、张锡智、于金桥、夏玉峰、包利、徐占民、张爱冬、唐冬寒、吕颖智、王晓峰、伍启军、王俊义、陈亮益、那成林、陈诚、刘光明、杨佳裕、郑珂、李国民、款永强、张志强、朱先龙、何佩仪、崔玉峰等。

第六代：智猛、龚浩、张永超、刘光明、张治伟、李炳光、王松岩、李野、徐文正等（统计不全待补）。

四、华山正骨学术流派当代发展情况

“华山正骨诊疗技法”为名医孙华山在前人基础上创立的独特骨伤诊疗技法。其代表性传承人刘海起教授充分发挥流派的特长，依托北京市门头沟区中医医院建立传承工作室，对全市乃至全国各级中医医疗机构和从业人员开展相应教育培训，传承和发扬中医骨伤流派，为中医事业的发展贡献了力量。

华山正骨于2013年被国家中医药管理局评选为第一批全国中医学术流派传承项目。目前，华山正骨学术流派传承二级工作站已有10余家，遍布辽宁、北京、上海等地。

第十节　重庆燕青门正骨流派

一、重庆燕青门正骨流派历史渊源

燕青门正骨流派创立于清康熙三十七年（1698）。“燕青门

正骨疗法”为燕青门独家武医所创，源于北宋年间民间绝艺燕青拳，最初始于公元1098年，迄今已900余年。

在清康熙三十七年（1698），燕青诞辰600年之际，燕青拳传人张先师为了更好地传承这门武医双绝的技艺，开宗立派，创立了“燕青门”，成为一世祖。

通过900余年的传承和积累，“燕青拳”充分发挥了武医结合的独特效果，从习武防身御敌，发展到习武强身，以医济民，武医相辅相成。因习武造成的骨伤、筋伤频繁发生，为了得到更好的诊治，“燕青门正骨疗法”诞生了。其技法成为“燕青门”嫡传秘技，流传至今，已成中医学术流派之一。近年来，燕青门正骨流派在全国中医骨伤流派传承推广工作中取得了骄人的成绩。

为了更好地服务社会和大众，响应政府号召，燕青门六世祖赵锦才于民国时期在陪都重庆创办了重庆中医骨科医院，悬壶济世，将其所长“燕青门正骨疗法”施治于广大患者，被民国大佬亲自书写匾额“国医伤科赵锦才”。针对巴渝的湿热气候及当地人的身体特征，燕青门正骨流派以传统的燕青门武医治疗技法为基础，融会贯通骨科“搓、揉、推、捏”等技法，使得“燕青门正骨疗法”精髓技艺得以服务大众。

第七代传人朱正刚，1961年进入重庆中医骨科医院，从事临床骨伤、骨病的研究工作50余年，为中医骨伤科导师、重庆市非物质文化遗产保护项目传承人，历任中华医学会重庆市中医药学会骨伤专业委员会主任、四川省中医药学会骨伤专业委员会委员、中医骨科主任医师、重庆市中医骨科医院院长、骨伤研究室主任、股骨头坏死研究室主任、重庆针灸学会理事等职。其整理归纳出“燕青门正骨疗法七大技术原则”，从而使流传在民间的经验疗法上升为系统的中医骨科治疗方案。

燕青门正骨流派第八代传承人朱怀宇为传承这项非遗技艺，采用了医研结合的发展方式：一是将燕青门正骨疗法传统技艺归类整理、著述，加强临床运用；二是以医学“门派”的方式发展弟子。朱怀宇及其团队已经在国内各大学术期刊上发表了《燕青门正骨流派渊源流承及学术思想研究》《单人对错复位法在老年骨质疏松性桡骨远端骨折复位中的应用》《朱正刚教授治疗股骨头缺血性坏死的临床处置经验》《弹拨法为主治疗肩周炎 95 例》等数百篇学术论文，将独门医术精华全部公开，以惠及大众。

二、重庆燕青门正骨流派特色

燕青门正骨流派擅长民间医药研究及中医文化研究，主张中西医结合、以中医为主的整体观念的思想，并将现代医疗定量定性的可检测参数融入辨证之中，结合多年临床体验，形成了以“整体观、辨证观”为指导思想，以“四诊合参”为手段，强调“以气为主，以血为先，调理气血为根本”“健脾胃、补肝肾、筋骨并重”的中医骨伤诊疗风格和学术见解。燕青门正骨流派擅长用燕青门正骨疗法这一传统中医方法治疗骨伤科常见疾病及疑难疾病，如骨坏死、骨不愈合、急慢性骨髓炎、各种型颈椎病、椎间盘突出症、风湿性关节炎、类风湿关节炎、退行性骨关节病、肩周炎、骨结核、骨髓炎、各种闭合性软组织损伤、骨折、脱位、劳损后遗症等，在临床诊疗中融汇古今，创制新方，疗效显著。

燕青门正骨流派堪称中华武术与中医药的完美结合。燕青门正骨疗法九法（手摸心会、拔伸牵引、旋转屈伸、提按端挤、摇摆触碰、疏筋顺骨、夹挤分骨、成角折顶、回旋复位）和燕青门治疗软伤九法（针、灸、按、摩、牵引、点穴、熏洗、外敷、内服药剂）成为重庆中医骨科绝技之一，具有较高的民间医药文化传承价值。

燕青门正骨流派学术思想及诊治特色主要体现在：以“整体观、辨证观”为指导思想，以“四诊合参”为手段；强调“以气为主，以血为先，调整气血为根本”及“健脾胃、补肝肾、筋骨并重”的中医骨伤诊疗和学术见解；归纳提炼出“燕青门正骨疗法九法”“燕青门治疗软伤九法”“燕青门养生功法和健身功法”及四大法（步法、身法、手法、气法）、八大抓筋法、八大提筋法等。

（一）奇术

奇术，即燕青门正骨九式，能够有效解决骨质增生、椎管狭窄、颈胸腰椎间盘关节错位等导致的诸多问题。

（二）奇方

该流派独传舒筋活血膏，由传统中药进行封闭性透皮熏蒸，可使人体毛孔舒张，促进血液循环，相关中药成分充分熏蒸人体关节组织，直达病灶，以达到祛风、除湿、消肿、活血、化瘀等作用，能够有效地解决各种颈肩腰腿痛、关节疼痛（含风湿性关节炎）等问题。

三、重庆燕青门正骨流派传承脉络

第一代：张先师。

第二代传人：孙通。

第三代传人：陈善。

第四代传人：佘桐波。

第五代传人：李霖春。

第六代传人：赵锦才。

第七代传人：朱正刚。

第八代传人：朱怀宇。

四、重庆燕青门正骨流派当代发展情况

2021 年 5 月 24 日，国家级非物质文化遗产代表性项目名录推荐项目名单公布，传统医药类“燕青门正骨疗法”正式入选非物质文化遗产代表性项目名录。燕青门正骨流派系重庆市唯一的国家级中医学术流派，“燕青门正骨疗法”具有浓厚的“武为医所用，医含武所学”的武医特征，将燕青门武术的步法、身法、气法与正骨手法互相融合施术，一气呵成，成为巴渝地区著名的骨伤绝技。其所提倡的“不开刀治骨伤”也成为传统中医治疗骨伤的主要特色，受到了中医学界及广大患者的认同。

第八代掌门人朱怀宇整理、研究燕青门正骨疗法的手法、验方等文献古籍资料等；定期举行收徒仪式，壮大传承队伍。作为重庆医科大学中医药学院中医骨伤特色实训及就业基地，燕青门正骨流派还建立了重庆市中医药文化宣传教育基地，开展了中医药文化进社区、进校园、进乡村等非遗文化宣传活动，注册保护商标 458 个，申请专利 64 项，建立了专事传承燕青门正骨疗法的“重庆正刚中医骨科医院”，使燕青门正骨疗法得到了系统性的巩固、传承、发展。

10 多年来，经过市级非遗、省级非遗的保护，“燕青门正骨疗法”得到了很好的传承发展，300 余名弟子覆盖了重庆所有的 38 个区县，服务惠及 3000 余万人。部分弟子还应用“燕青门正骨疗法”惠及国内 6 个省及自治区、4 个国家的骨伤患者。

随着“燕青门正骨疗法”临床效果的日益成熟，更多人民群众体会到了“不开刀治骨伤”的好处，社会口碑赞誉不断，吸引了大批患者慕名而来。

多年来，重庆正刚中医骨科医院获得了国家级荣誉牌匾 6 个，如“全国名老中医药专家朱正刚传承工作室”“全国中医学术流派传承工作室——燕青门正骨疗法流派传承工作室”等；市级荣誉牌匾 15 个，如“重庆市非物质文化遗产名录保护项目单位”“重庆老字号”“重庆市中医药文化宣传教育基地”等。

如今，“燕青门正骨疗法”入选国家级非物质文化遗产代表性项目名录，重庆正刚中医骨科医院将继续秉持传统中医文化之精髓，并结合现代医学研发创新，精研治骨技艺，提高医疗质量，传承中医医道，使燕青门正骨疗法这门源远流长的传统中医绝艺历久弥新，广济苍生。

第十一节　新疆西域骨伤流派

一、新疆西域骨伤流派历史渊源

新疆古称西域，西域一词特指新疆地域范围从古代一直延续至清代中期乾隆帝统治时期。清政府平定准噶尔部的叛乱之后，将古称西域的天山南北地区称为新疆。公元 1884 年新疆建省，1955 年撤销新疆省建制，改为新疆维吾尔自治区。

新疆维吾尔自治区位于中国西北地区，是中国五个少数民族自治区之一。其面积 166 万平方公里，是中国陆地面积最大的省级行政区，占中国国土总面积的 1/6。新疆地处亚欧大陆腹地，陆地边境线 5600 多公里，周边与俄罗斯、哈萨克斯坦、吉尔吉斯斯坦、塔吉克斯坦、巴基斯坦、蒙古、印度、阿富汗八国接壤。新疆是一个多民族聚居的地区，共有 47 个民族成分，其中世居民族有汉族、维吾尔族、哈萨克族、回族、柯尔克孜族、蒙古族、塔吉克族、锡伯族、满族、乌孜别克族、俄罗斯族、达斡尔族、塔塔尔族 13 个。

新疆由于特殊的地理位置和民族结构，其与内地的文化交流较少，在医学方面，当地多以维吾尔医、哈萨克医、回医及蒙医等为主，中医骨伤在1949年以前基本是空白。1949年以后，为了讨生活，很多身怀医技的江湖术士进入新疆，开设了很多私人门诊行医治病，但中医骨伤医家并不多，有代表性的、可以查阅的如奇台王氏骨伤，在当地小有盛名，其子王学智继承家族医学知识，后任职于昌吉州中医医院，现已退休。

1959年新疆维吾尔自治区中医医院建院，由于当时医疗资源匮乏，尤其是医生短缺，遂面向社会招收了很多有一定医疗技能的医者，胡又新老专家就是在这一时期进入新疆维吾尔自治区中医医院中医骨科工作的，同时又招聘了一批有一定文化基础的学员，边工作、边学习，并举办中医讲习班给予培训，指定专师带教。骨科已故老中医彭松岭主任就是其中一员，他跟师胡又新老专家学习。后胡老离疆前往西安开设门诊，彭松岭主任又跟随推拿科专家韩樵学习推拿及武功。1976年他参加了卫生部举办的全国正骨学习班，推广冯天有、罗有明新医正骨疗法，此后负责在新疆地区推广。1989年彭松岭主任参与创办全国骨伤科函授学院新疆分院，并任教务长。近半个世纪以来，彭老奋战在骨伤科领域，为医疗、教学做出了巨大贡献。

王继先主任医师于1964年从河南洛阳平乐正骨学院毕业后，分配至新疆维吾尔自治区中医医院工作至今。王老是洛阳平乐正骨学院早期的学员，与其同一批的还有韦贵康国医大师等。由于新疆维吾尔自治区中医医院是新疆中医的龙头单位，其中医骨伤专业至今也是新疆中医骨伤领域的领头羊，加之王老科班出身，受平乐正骨学术思想的熏陶，很好地继承和发扬了平乐郭氏骨伤流派的学术思想及诊疗技法，扎根新疆工作近60年，所以王老被誉称为“新疆中医骨伤科奠基人”“新疆中医骨伤第一人”，实属实至名归。王老也被评为第三批全国老中医药专家学术经验继承工作指导老师，并于2014年成立王继先全国名老中医药专家传承工作室。我院创伤中心主任吕发明主任医师成为其第一个拜师弟子，后续又有苗德胜、杨新军、余海成等年轻的中医骨伤医师拜其门下。

至此新疆西域骨伤流派已显雏形，它传承于河南洛阳平乐郭氏正骨学术流派，由新疆维吾尔自治区中医医院名老中医王继先主任医师将其精华带回新疆，在新疆扎根发展近60年的时光里，与当地的维吾尔医学及哈萨克医学相融合，加之几代医师不惧辛劳，前往内地多个中医骨伤流派交流学习，将学成的经验带回后加以总结和甄别，选取适合新疆中医骨伤发展的理论及技法加以利用，使得新疆中医骨伤得以加速发展，逐步形成了具有独特地域特色诊疗方法的骨伤学术流派。

二、新疆西域骨伤流派特色

新疆西域骨伤流派的理论主要还是传承于洛阳平乐正骨流派，虽然本土的维吾尔医学有“四要素”及哈萨克医学有“六元”学说，但都与中医五行学说极为相似。新疆由于其独特的地理位置、气候条件及复杂的民族结构，在骨伤疾病的治疗技法及药物使用上地域特色尤为突出。

（一）特色技法

1. 布劳疗法

布劳（bwlaw，温疗，哈萨克语是药浴、蒸熏等各种温疗或蒸疗方法的总称）是哈萨克族在长期与疾病斗争的实践过程中，总结并使用的、方便的（可就地取材）、经济的、对疾病有一定疗效的，并且非常普及和流行的外用疗法，主要采用温、蒸、熏等温疗方法治疗疾病。这种治疗方法对少数民族地区常见的骨科疾病，如软组织损伤、筋络疼痛、跌扑损伤、关节肿痛、骨折后恢复期等治疗均有显著的疗效。

古老流传下来的布劳疗法有些过于繁琐，有些现在很难取材，所以新疆西域骨伤流派在保留布劳疗法基本原理的基础上，改进了布劳疗法的操作方法，使之更容易推广普及。

（1）铁热布劳疗法

铁热布劳（teri bwlaw，裹兽皮疗法）是指选择肥壮的马、牛、羊、鹿等动物，将其快速屠宰剥皮，趁皮还热，把患者包裹起来而使其发汗的疗法。如果兽皮变凉，患者汗出不畅，则可根据病情选用侧柏叶、麻黄枝、青蒿、艾叶、骆驼蓬子、丁香等药物煎汁，趁热均匀倒入皮中（以不造成烫伤为度），再把患者裹入其中，促其发汗，从而达到祛风除湿散寒的目的。动物皮的选用和发汗时间的长短，哈萨克医一般要根据患者的性别、体质、病情轻重来定。一般男性患者选用羊皮、马皮，女性患者选用山羊皮、公鹿皮等，儿童选用羊羔皮。包裹时间一般以发汗 45 分钟为度。在发汗过程中，及时让患者饮用肉汤、奶茶和祛风散寒的药汤以补充体液，通过内外同治，达到治疗疾病的目的，且治疗后要严防感受风寒。新疆西域骨伤流派将外裹的兽皮改成了更加经济方便的皮革制品，根据中医辨证施治的原理，将侧柏叶、麻黄枝、青蒿、艾叶、骆驼蓬子、丁香等药物装入布袋中，经过加热，在人体局部或选定穴位外敷，利用温热之力，将药物通过体表毛窍透入经络、血脉，从而达到温经通络、活血行气、散寒止痛、祛瘀消肿之功效。

（2）哈普塔勒格布劳疗法

哈普塔勒格布劳（qaptalxa bwlaw），一般在7—8月份选用白桦树叶和白鲜皮嫩枝，将其装进两大袋子中扎口压紧，上浇热水，然后放在阳光下曝晒10天左右，使其腐熟发热，待袋内温度上升到45℃时，打开袋口，把一个袋子里的叶枝铺在下面，让患者躺下之后，再把另一个袋子铺盖患者头以外的身体，即把患者包裹在里面；或者用一个较大的袋子，待温度合适后，从中间掏一个洞，让患者进去，使患者发汗。新疆西域骨伤流派沿用了哈普塔勒格布劳疗法，为了提高疗效，在原有的白桦树叶和白鲜皮药物组成上增加了红花、川芎等药物以增加活血化瘀之功效，并将药物直接缝制成药包，使用时用蒸锅加热，这样更方便使用。其主要功效与铁热布劳疗法类似，临床上往往将铁热布劳及哈普塔勒格布劳疗法联合使用。

（3）哈克塔勒格布劳疗法

哈克塔勒格布劳（gaqtalxe bwlaw），是指在地上挖一个可容一个人身躯的地坑，再用柳枝和五种家畜（绵羊、山羊、牛、马、骆驼）的骨头焚烧，待烧成炭时，外边搭上小帐篷，地坑上支上木制的网状架子，把患者置于网状架上，并盖上被子，在下面地坑的火炭上不断喷水以形成热雾，使其发汗，待炭灭不烫皮肤之时，再让患者躺在地坑中，埋在灰炭里的一种治疗方法。如果患者在治疗过程中大量出汗，要让患者饮用肉汤、奶茶等，防止虚脱。新疆西域骨伤流派简化了哈克塔勒格布劳疗法，保留了其热传导的原理，将灰炭改为新疆自然资源的磁性砂粒。砂粒取材方便，有很好的传热功能与磁性作用，而且砂粒有其独特的按摩作用及矿物质的渗透作用。选用可加热的砂疗床，让患者躺下后用细砂覆盖全身，留出脖颈及头部，可用湿毛巾轻敷面部以防热浪灼伤，为增加疗效可在砂粒上喷洒骨科熏洗液，可用于治疗各类骨关节疾病如风湿性关节炎、类风湿性关节炎、骨性关节炎、强直性脊椎炎等；以及腰腿疼痛，手足发冷等。

（4）纳克塔勒格布劳疗法

纳克塔勒格布劳（naqtalxr bwlaw），为哈萨克医用于局部疾患的湿蒸疗法。如耳部疼痛时，用茶壶等口小的容器将川乌、蛇头等药物煎煮之后，将壶口用驼毛均匀裹好，再把耳部对准从壶口冒出的热气，严防烫伤。新疆西域骨伤流派结合纳克塔勒格布劳疗法，将本流派制剂骨科熏洗液加热，趁热在患处熏蒸和浸浴，以达到疏通腠理、祛风除湿、活血化瘀止痛等作用，适用于骨科疾患，如软组织损伤、筋络疼痛、跌扑损伤、关节肿痛、骨折后恢复期等。

2. 索尔玛克塔（盐敷）疗法

索尔玛克塔（sormaqta）疗法在哈萨克医传统文化中有着悠久的历史，是独特的外治疗法之一。该方法是在哈萨克医基础理论的指导下，把骆驼绒在食盐溶液中浸泡片刻，再敷在病变部位的疗法。该方法主要用于跌打损伤引起的黄水滞留部位，可起到防止和消退充血肿胀而止痛的目的。新疆西域骨伤流派分析索尔玛克塔（盐敷）疗法后，认为此疗法利用了食盐的消肿止痛的特性，可结合热熨法使之功效加倍。新疆西域流派临床上将粗盐置于炒锅中炒热，在翻炒的过程中，可以根据病情酌加酒、醋等辅料；炒热后用布包裹，趁热直接置于患处或有关的治疗部位（如腧穴、经脉循行处等），待其温度降低，则可更换盐包熨引。一般可反复熨引多次，持续熨引 20 ～ 40 分钟，或根据病情适当延长熨引时间。该法用于治疗一切因经脉不通所致的肢体、关节、筋肉的疼痛、肿胀、麻木、瘫痪、挛缩和僵硬等病变；对各种痛证如头痛、胁痛、腰痛、面痛、腹痛等有止痛的作用，实乃一种有病治病，无病防病的简便有效、应用广泛的治疗方法。

3. 莫木（蜡）疗法

莫木疗法在维吾尔医传统文化中有着悠久的历史，是独特的外治疗法之一。其是在维吾尔医基础理论的指导下，根据疾病的 mizaj（气质）分型，将莫木加热融化，定型后在相应患病部位外敷，通过热敷进行治疗的技术。新疆西域骨伤流派沿用了莫木（蜡）疗法，将加热熔解的蜡制成蜡块、蜡垫、蜡束等形状敷贴于患处，使患处局部组织受热，达到活血化瘀、温通经络的作用。该方法是促进机体的阴阳平衡，以达到预防疾病、改善症状的一种操作方法，适用于各种损伤及劳损如扭伤、肌肉劳损等，关节病变如关节强直或挛缩、慢性非特异性关节等，外伤或手术后遗症如瘢痕、粘连等。

4. 散代理（熏药）疗法

散代理疗法在维吾尔医传统文化中有着悠久的历史，是独特的外治疗法之一。它是采用维吾尔医草药，用其烤熏后产生的气体进行局部熏蒸治疗的方法。新疆西域骨伤流派沿用了散代理（熏药）疗法的操作方法，由于之前熏蒸所用的维吾尔医草药药物成分不详，吕发明主任医师根据多年的临床经验，结合熏草药需要易燃有烟的特点，选取新疆道地药材，组成了骨科烟熏方。我们将骨科烟熏方研成粗末，滴入适量酒精助燃，缓慢进行不完全燃烧，利用其烟气熏蒸患处，借热力和药力的作用来治疗疾病，主要用于皮损渗出液较多或脓性分泌物较多的浅表性疮疡类疾病等。

5. 孜玛得疗法（敷贴）疗法

孜玛得疗法是传统维吾尔医特色外治疗法之一。“孜玛得”有“敷贴”“包扎”的含义。孜玛得疗法是在维吾尔医药理论的指导下，根据维吾尔医辨证分型，选用单个或多个维吾尔医药材，将其粉碎后用 100 ～ 120 目筛过滤，研磨成药散，加入适合的材料（各种油，鸡蛋，醋，蜂蜜，露剂，温开水等）均匀混合制成比膏药浓度高一点的膏，以外敷或外包扎的治疗方法。新疆西域骨伤流派沿用了孜玛得疗法（贴敷）疗法，将药物研成细末，用水、酒、蛋清、蜂蜜调成糊状，再直接敷贴穴位、患处（阿是穴），用来治疗疾病，主要用于颈椎病、腰椎病、肩关节周围炎、退行性关节炎、肱骨外上髁炎、类风湿性关节炎、跟痛症等。

6. 蛋清固定技术

蛋清固定技术是维吾尔医学一种很古老的治疗方法，传承比较好的是沙木沙克接骨术，其传承脉络可以追溯到公元1601年，距今已有400多年的历史。蛋清固定技术操作时，先通过手法将错位的骨折复位，然后根据骨折区域的大小选择蛋清的多少，骨折部位小就用3～5个蛋清，骨折部位大就用5～8个蛋清；准备一个大碗和一双较长的筷子，将蛋清不停地搅拌，大约搅拌3～5分钟，待蛋清完全没有液体，只剩下泡沫后即搅拌成功；将蛋清泡沫抹于骨折处（除了蛋清，不用涂抹任何东西），用麻布缠绕一层即抹一层蛋清泡沫，然后将事先浸润过的杨树夹板根据骨折部位的大小用小刀把夹板修成适合的形状后再进行固定，之后用麻布包扎固定好，10天后根据骨头的愈合情况，继续上述程序，反复3～5次直到骨头完全愈合为止。用蛋清和麻布层层包裹，干燥后布质坚硬，有类似于石膏绷带的作用，可以起到很好的固定和治疗作用。蛋清既能固定骨折，又能凉血消肿，缓解局部肿胀。新疆西域骨伤流派沿用了蛋清固定技术，将杨树夹板换成了便于取材的硬纸板，并且扩大了应用范围，如踝关节扭伤、指间关节损伤、网球肘等软组织损伤需要制动的疾病皆可使用。

（二）特色制剂

1. 伤科黑药膏

伤科黑药膏是在新疆维吾尔自治区中医医院全国名老中医王继先主任医师的指导下，由卢勇教授着手完成的。该药膏于2003年由新疆维吾尔自治区药品监督管理局批准同意为院内制剂并在院内生产使用。

方药组成：生川乌、生草乌、生甘草、生天南星、片姜黄、白芷、生山楂、生白芥子、细辛、生莱菔子、透骨草、麝香、冰片、陈醋、蜂蜜、鲜姜汁、羊毛脂、凡士林适量。

方中生川乌、生草乌，性味辛温，具有化瘀通痹、消肿散结止痛之功，为君药。天南星有祛风解痉止痛之功效，能疏通经络、祛风散寒除湿；白芥子，理气散结、通络止痛；片姜黄，性味辛温，破血行气、消肿止痛、祛除瘀滞，与天南星、白芥子共助君药，为臣。白芷，其气芳香，能通利九窍、生肌止痛；生山楂，消积散瘀，酸收甘缓，化阴生血；细辛，祛风散结、行气开窍；莱菔子降气除胀；透骨草，活血止痛、祛风除湿。诸药合用，为方中佐药。麝香、冰片，芳香通窍，引诸药直达病所，为之使。全方配伍，共达温经、化瘀散结、消肿止痛之功效。

2. 柔筋补脾丸

柔筋补脾丸是新疆维吾尔自治区中医医院吕发明主任医师拟定并在临床应用多年的经验方剂，由芍药甘草汤加减得来，治疗肝脾两虚之筋脉瘀滞的筋伤疾病，具有养血敛阴、柔筋止痛、健脾益气、活血化瘀之功效。本制剂采用传统口服固体剂型——丸剂。根据中药新药的命名原则，我们采取处方的功效加剂型的方法而命名。

方药组成：白芍 30 克，炙甘草 10 克，伸筋草 15 克，鸡血藤 10 克，炒白术 15 克，当归 10 克。

方中白芍，味酸、苦，性微寒，入肝、脾经，具有收敛肝气、柔肝止痛、养血敛阴、养肝阴、平抑肝阳、活血止痛的作用，经常用以治疗腹痛的四肢拘挛。《神农本草经》云："芍药……主邪气腹痛，除血痹，破坚积……止痛，利小便，益气。"甘草，性平，味甘，归肺、心、脾、胃经，具有解毒清热、补中益气、止咳祛痰、调和诸药、止痛缓急之功，对四肢及脘腹挛急疼痛，能缓急止痛，对筋失所养，阴血不足所致的挛急作痛有作用。《神农本草经》云："甘草……主五脏六腑寒热邪气，坚筋骨，长肌肉，倍力……解毒。"《本草通玄》云："甘草，甘平之品，合土之德，故独入脾胃……而李时珍以为能通入十二经者，非也。稼穑作甘，土之正味，故甘草为中宫补剂。《别录》云：下气治满。甄权云：除腹胀满。盖脾得补，则善于健运也。"当归，味甘，性平，入心、脾、肝经，具有活血补血、止痛调经、润肠的功效。《景岳全书》中云："当归，其味甘而重，故专能补血；其气轻而辛，故又能行血。补中有动，行中有补，诚血中之气药，亦血中之圣药也。"《汤液本草》云："当归……入手少阴，以其心主血也；入足太阴，以其脾裹血也；入足厥阴，以其肝藏血也。头能破血，身能养血，尾能行血，用者不分，不如不使。

若全用，在参、芪皆能补血……”白术，味苦、甘，性温，归脾、胃经，具有燥湿利水、健脾补气、止汗安胎之功效。《本草汇言》中云：“白术，乃扶植脾胃，散湿除痹，消食除痞之要药。脾虚不健，术能补之；胃虚不纳，术能助之。”伸筋草，味辛、苦，性温，归肝经，具有舒筋活络、祛风湿的作用。《滇南本草》中云：“过山龙……其性走而不守，其用沉而不浮。”鸡血藤，味苦、甘，性温，归肝、肾经，具有活血补血、调经止痛、舒筋活络的作用。

3. 骨科熏洗液

骨科熏洗液是新疆维吾尔自治区中医医院吕发明主任医师在全国名老中医王继先主任医师的经验方——骨科洗剂的基础上，按照中药新制剂的开发与应用要求而研制的。该方作为医院的协定处方在临床已应用30余年，疗效确切，无明显毒副作用，但其作为传统剂型，需患者自己煎煮，费时费力，并且要具备煎煮的条件，故已不能完全适应现代快节奏的生活。中医药要发展，这是时代的要求，也是中医药人的责任，所以针对传统中药熏洗剂采用现代中医药的制备工艺进行开发研制，研制成熏洗液，既可作为涂擦剂在临床应用，也可加热水熏洗患处，极大地方便了患者。

药物组成：雪莲、伸筋草、大黄、没药、透骨草、威灵仙、香加皮、刘寄奴8味中药。

与骨科洗剂原方相比，本骨科熏洗液主要加味了具有地域特色的雪莲，并有其他药物的加减变化。方中雪莲、伸筋草等具有祛风胜湿、舒筋通络之功效；大黄、没药、刘寄奴活血化瘀以通络。诸药合之，共治伤筋后瘀肿疼痛及骨折、关节脱位后筋络挛拘。

4. 补肾通络丸

补肾痹通丸是在新疆维吾尔自治区中医医院副院长孟庆才教授临床治疗骨性关节炎、骨质疏松症的经验方——补肾痹通方（也称补肾通络方）的基础上开发的制剂，具有补肾活血、通痹止痛的功效，用于肾精亏虚，瘀血阻络所致的骨性关节炎、骨质疏松等疾病。

方药组成：熟地黄、骨碎补、生黄芪、当归、牛膝、杜仲、川芎、防风、独活、地龙、鸡血藤、红花。

方中熟地入肝肾而具滋阴养血、填精益髓之效，《本草纲目》云其"填骨髓，长肌肉，生精血，补五脏内伤不足"，《本草从新》记载其"滋肾水，封填骨髓，利血脉，补益真阴"，乃大补阴血津精之上剂，滋阴补肾主药。骨碎补，性味苦温，入肝、肾经，具活血续筋、补肾壮骨之功效，《本草述》言其"治腰痛行痹，中风鹤膝风挛气证"。骨碎补能活血散瘀、消肿止痛、续筋接骨，为伤科之要药。二药益肾充督，温而不燥，阴阳双补，共为君药。

牛膝活血化瘀，补肝肾，强筋骨，利关节，走而能补，性善引诸药下行，入下焦血分；杜仲补肝肾，强督脉，壮筋骨，补而不燥，《本草汇言》其"腰膝之痛，非杜仲不除"，直达下焦气分。两药合用，可加强补肝肾、强通筋骨之功。生黄芪、当归大补气血，配川芎既有"治风先治血，血行风自灭"之意，又有间接以健脾达补肾之功。以上诸药，共奏补肝肾、强筋骨、益气养血、活血祛瘀之功，以达扶正祛邪，辅助君药之效而共为臣药。

防风，辛、甘，微温，入膀胱、肝、脾经，祛风解表，胜湿解痉，止泻止血，用于风湿痹痛。《本草汇言》云："防风，散风寒湿痹之药也。故主诸风周身不遂，骨节酸疼，四肢挛急，痿躄痫痉等证。"《本草正》云："防风，用此者用其气平散风，虽膀胱脾胃经药，然随诸经之药，各经皆至。"独活，辛散苦燥，微温能通，功能祛风胜湿、通痹止痛，凡风寒湿痹、关节疼痛，无论新久，均可应用，尤以下部之痹痛、腰膝酸痛、两足痿痹、屈伸不利等症为适宜，常与牛膝等同用。《本草汇言》言独活"善行血分，祛风行湿散寒之药也。凡病风之证，如头项不能俯仰，腰膝不能屈伸，或痹痛难行，麻木不用，皆风与寒之所致，暑与湿之所伤也。必用独活之苦辛而温，活动气血，祛散寒邪"。《本草正义》云："独活……善行滞气……专理下焦风湿、两足痛痹、湿痒、拘挛……"地龙，咸寒，归肝、脾、膀胱经，功效息风止痉、通经活络，善祛经络之瘀，长于走窜通络止痛，故用于治疗气虚血滞之半身不遂和痹证之肢节不利。鸡血藤既能活血，又能养血，并具舒筋活络之功，对肢体麻木、风湿痹痛等症，无论血虚、瘀滞均可应用。红花，活血祛瘀，消肿止痛。《药品化义》云："红花，色红类血，味辛性温，善通利经脉，为血中气药。能泻而又能补，各有妙义。"以上诸药共奏祛风、寒、湿、热、痰、瘀诸邪，通经络痹阻之功，邪去脉通，诸证自然迎刃而解，共为佐药。

总之，补肾通络方组方抓住了骨性关节炎、骨质疏松症病程多迁延日久，本虚标实之特征，采用攻补兼施，寓补于通，具有祛邪而不伤正的组方特点。诸药合用，共奏补肾活血、通痹止痛之功。

5. 创科金露

创科金露是新疆维吾尔自治区中医医院苗德胜副主任医师参考广东省佛山市中医院的院内制剂黄药水（具体药方不详）样貌，由全国名老中医王继先主任医师及吕发明教授指导组方，并结合新疆道地药材，根据三因（因时、因地、因人）用药原则而制成的院内外用制剂。创科金露主要用于骨伤早期骨折或软组织损伤一周之内，肿痛患者；急性风湿热及痛风性关节炎，红肿热痛者；感染性疾病及瘀血日久，红肿热痛者。

方药组成：大黄、黄柏、无花果叶、荨麻、白芍、土茯苓、栀子、伸筋草、血竭、紫荆皮、明矾、冰片、薄荷。

方中大黄可以泻热毒、破积滞、行瘀血。黄柏有清热燥湿、泻火除蒸、解毒疗疮的功效。栀子清热、泻火、凉血，可以治疗热毒疮疡、扭伤肿痛。无花果叶具有解毒消肿、行气止痛的功效，可煎水熏洗外用。荨麻在《益部方物略记》上记载“善治风肿”，可内用，亦可外用。伸筋草可以祛风散寒、除湿消肿、舒筋活络，治跌打损伤、瘀肿疼痛，内服、外洗均可。紫荆皮活血通经、消肿解毒，主治风寒湿痹、血气疼痛、痈肿、癣疥、跌打损伤、蛇虫咬伤。血竭可以祛瘀定痛、止血生肌，对于跌扑折损、内伤瘀痛均有功效。明矾具有止血作用。白芍可以补血、敛阴柔肝、缓急止痛，用以治疗血虚肝脉失养，肢体挛急，关节僵硬，屈伸不利。土茯苓有解毒、除湿、通利关节之功效，主要用于肢体拘挛、筋骨疼痛。其中，大黄、黄柏、栀子搭配可以清热解毒疗疮、祛瘀止血；无花果叶、荨麻行气活血止痛；伸筋草、紫荆皮共同使用，起到舒筋活络的作用；血竭和明矾搭配，可以活血定痛、化瘀止血、敛疮生肌、燥湿止痒；白芍柔筋止痛，土茯苓通利关节，二药合用药半功倍；诸药合用，共同起到行气活血、消肿止痛的功效。冰片、薄荷可以散火解毒、消肿止痛，柔软皮肤并增强药物的透皮性，促进中药中的有效成分被人体吸收。

6. 五色外用方

五色外用方是新疆维吾尔自治区中医医院苗德胜副主任医师在四川成都何氏骨科流派跟师学习中，师从贺前松教授，学习期间潜心研究并掌握了何氏骨科流派外用散剂的组方特点及外用方法，回院后在名老中医王继先主任医师及吕发明教授的指导下，结合新疆三因（因时、因地、因人）用药的特点，配伍疆内道地药材，组成了五色外用方。五色外用方秉承“外治之理即内治之理，外治之药亦即内治之药，所异者法耳”，遵循八纲辨证及配伍原则，辨别寒热、虚实，并辨症状、辨部位用药。五色即红、黑、绿、黄、白，在五行及五脏中分别对应火心、水肾、木肝、土脾、金肺。临床中根据五行及五脏特点加之方药组成颜色与五色相近，取类比象组成五色外用方，即红方、黑方、绿方、黄方、白方。

红色在五行中对应火，而火的特性为温热、上升、推动。红色在五脏中对应心，心又主血脉。所以红方的主要作用为推动气血运行，临床用于行气活血、化瘀止痛。药物组成：当归、川芎、红花、赤芍等。主治：闭合性骨折、脱位、软组织损伤的初、中期，临床骨伤疾病属气滞血瘀型。

黑色在五行中对应水，而水的特性是下行。黑色在五脏中对应肾，肾主骨生髓，腰为肾之府，肾主下焦。所以黑方主要用于下焦腰膝等疾病，并能促进骨折的生长，临床用于补肾壮骨、强腰利膝。药物组成：当归、黄芪、杜仲、续断等。主治：陈旧性软组织损伤，慢性软组织损伤（颈肩腰腿），闭合性骨折、脱位、软组织损伤的后期。

绿色在五行中对应木，而木的特性为能屈能伸、生长、升发。绿色在五脏中对应肝，肝主调达，肝主筋。所以绿方的主要作用为加强关节屈伸活动功能，促进肌肉、肌腱的生长调达，临床用于松解粘连、解除痉挛。药物组成：昆布、海藻、细辛、秦艽等。主治：损伤性关节僵硬、软组织粘连等。

黄色在五脏中对应脾胃，脾主四肢，胃主消化，西北地区饮食颇喜肥甘厚腻，容易碍胃形成湿热，表现为疖肿、脓疮。黄方的组成主要是三黄汤加减，多用苦寒药物，主要用于四肢红肿热痛者，临床用于清热消肿、抗炎镇痛。药物组成：大黄、黄柏、栀子、白芍等。主治：风湿热、滑膜炎、痛风等引起的红肿热痛；痈、疽及蜂窝组织炎等。

白色在五行中对应金，而金的特性为清洁、收敛。白色在五脏中对应肺，肺主皮毛。所以白方的主要作用为清洁皮肤，临床用于退黑软皮润肤等。药物组成：茯苓、白芍、白术、白及等。主治：术后皮肤色素沉着、皮肤枯槁等。

三、新疆西域骨伤流派传承脉络

第一代：王继先。

第二代：卢勇、孟庆才、吕发明、方锐、吕刚。

第三代：邓英杰、廖军、艾力江、郎毅、苗德胜、梁治权、王广东、李雷疆、杨新军、周泓宇、余海成等。

四、新疆西域骨伤流派当代发展情况

新疆西域骨伤流派以新疆维吾尔自治区中医医院暨新疆医科大学附属中医医院、新疆中医药研究院及新疆中医名医名方研究开发中心为依托，该院现有59个临床医技科室、2个门诊部、2个分院和1个戒毒康复中心，编制床位1300张，开放床位2200张，开设有内、外、妇、儿、针灸、推拿、急救等45个诊疗科室。其中3个专科1个专病，即心血管科、骨伤科、糖尿病科、银屑病成为国家中医药管理局“十一五”重点专科（专病）建设项目；骨伤科被原卫生部批准成立“（新疆）骨关节基地”。

近年来，各位同道在继承王老理论经验的基础上也有所创新，如吕发明主任医师提出并创立了“补虚当以补肾，祛邪当以调血”的治疗法则，逐渐形成了“治痹当从肾、血论”的内治学术观点；创立了慢性软组织损伤的应力学致病学说和“以松治痛”的中医治疗学说。苗德胜副主任医师通过走访拜师学习的形式，结合多家知名骨伤学术流派的思想理论及临床治疗技法，一是规范了中医骨伤外治法三期用药，并结合中医骨伤辨证辨病原则，创立了中医骨伤外敷药物“五色外用方”；二是结合洛阳平乐正骨的平衡理论及吕发明主任医师的“以松治痛”的肌张力学说，创立了棍针治疗慢性软组织损伤的操作流程。以上相关转化成果也已经广泛应用于临床诊疗当中。王继先全国名老中医工作室在王老的指导下，在吕发明主任医师和众多中医骨伤医师的共同努力下，秉承和挖掘前辈学术思想的同时，依托国家中医药临床研究基地建设、国家中医药管理局骨伤科重点专科建立，以及国家药物临床试验机构设立等条件，利用现代医疗研究手段，注重基础理论探讨，细化研究方向，逐步形成了“骨痹病‘补肾调血’内外综合治疗的临床与基础研究”“中、西医整合治疗骨痹病的临床与基础研究”两大学科方向；临床开展了敷贴疗法、热熨疗法、浸洗疗法、蒸气疗法、熏洗疗法、中药离子导入疗法、针推疗法、小针刀疗法、棍针疗法及割治疗法等治疗。

近年来，党中央高度重视中医药发展，曾把中医药比喻为打开中华文明宝库的钥匙，中医药事业发展迎来了天时、地利、人和的大好时机，中医药学术流派必须承担使命，必定大有作为，必定大放异彩。借此良机，我们积极响应党中央号召，努力发展新疆中医骨伤事业，通过中医骨伤流派的建立，深化对中医骨伤学术思想形成与发展规律的认识，推动新疆中医骨伤学术理论的研究与创新，传播中医骨伤学，深挖中医内涵，强化在中医领域的话语权；通过对中医思维和中华文化的传承，抓住机遇发展壮大，实现中医的伟大复兴。

参考文献

[1] 王和鸣 . 中医骨伤科学基础 [M] . 北京：中国中医药出版社，2010.

[2] 丁继华 . 现代中医骨伤科流派菁华 [M] . 北京：中国医药科技出版社，1990.

[3] 丁继华 . 伤科集成 [M] . 北京：人民卫生出版社，1999.

[4] 詹红生 . 海派中医石氏伤科 [M] . 上海：上海科学技术出版社，2016.

[5] 施杞，石仰山 . 石筱山伤科学 [M] . 北京：人民卫生出版社，2014.

[6] 王和鸣 . 南少林理筋整脊康复疗法 [M] . 北京：人民卫生出版社，2011.

[7] 何天佐 . 何氏骨科学 [M] . 北京：人民卫生出版社，2009.

[8] 李盛华 . 陇中正骨 [M] . 北京：中国中医药出版社，2017.

[9] 孙慧明 . 当代中医学术流派传承研究 [D] . 济南：山东中医药大学，2015.

[10] 郭维淮 . 洛阳平乐正骨 [M] . 北京：人民卫生出版社，2008.

[11] 殷京，孙树椿，赵宝力，等 . 清宫正骨流派传承与其特色理筋手法运用探析 [J] . 中华中医药杂志，2021，36（1）：267–271.

[12] 何佩仪 . 华山正骨学术流派传承脉络及重要学术成果的研究 [D] . 广州：广州中医药大学，2015.

[13] 朱怀宇 . 传承文化经典　彰显非遗魅力——燕青门正骨疗法列入国家级非物质文化遗产保护名录 [J] . 实用中医药杂志，2021，37（9）：1456.

后　记

中医药文化伴随着中国五千多年的璀璨文明在不断地传承与发展，中医骨伤科历史悠久，源远流长，具有丰富的学术内容和卓著的医疗成就，是中医学重要的组成部分，对中华民族的繁荣昌盛和世界医学的发展产生了深远的影响。中医骨伤科是起源于中华各族人民长期与损伤及筋骨疾患做斗争的经验总结，如原始人的热熨、按摩、药物外敷及导引法；中医骨伤基础理论（整体观、气血学说、经络学说及肾主骨理论）形成于学术思想十分活跃的战国、秦汉时代；三国、晋至隋唐、五代是中医骨伤科诊疗技术进步的时代，中医骨伤科已经形成，有了专著专书；中医骨伤科的学术争鸣出现在宋、辽、金、元时代；明清时代是中医骨伤科基础理论与技术的兴盛时代，骨伤科专著似遍地开花结果，出现了百花争鸣的局面。在清后期至民国时期，由于历史上的时局混乱及西洋医学的进入等诸多因素，中医学的发展受到了阻滞，但市场旺盛的需求成就了在各地的治伤名医，他们的学术理论及经验得到了传承，形成了各个骨伤学术流派。而中华人民共和国成立后至今，是中医骨伤科基础理论与技术的新发展时期。

中医骨伤学术流派作为中医骨伤学术思想延续的最有效的载

体，形成于千百年来中医骨伤先贤智慧的结晶。早期的中医骨伤学术流派是与中华民族传统文化及历史息息相关的，大体分为儒家、道家、佛家、兵家、民族、汇通、流派及导引伤科八家。儒家伤科主要是伴随着孔子的儒家学说兴盛而产生的，儒医深受儒家学说“仁、义、礼、信、恕、忠、孝”等道德标准的影响，多采用儒家伦理政治的概念表述一些医理。而道家伤科是与道教并生的，崇信黄老学说，道家炼养的目的在于长生久视，非常重视现世的健康，所以以具体的养生方法为主，如炼丹、导引等。佛家伤科产生于魏晋，成长于唐宋，形成于明，发展于清，多与武术发展息息相关，武医相兼，其处方遣药多遵中医理论理伤。中医是中国传统文化的一部分，中医的形成与发展离不开中医传统文化的滋养、吸收与浇灌，二者紧密相连，所以就有了受儒家、道家、佛家影响，而具有中国文化特色的医学理论。只有不断地深入学习研究中国传统文化，才能更深刻地理解中医的深奥精髓。

伤科其本身是论伤、治伤，战争中的交战，尤其是在冷兵器时代，其结果多是致伤而不是战死，并且金镞科的建立是顺应当时的历史所需，因此产生了大量随队军医，他们总结了战伤的治疗经验。现在，时代变了，我们要随着时代的发展去研究现代战争致伤的特点及治伤对策。

中国是多民族的国家，56个民族团结共融，虽然各民族都是中华民族的一部分，但各民族都有自己的文化传统，在劳动与生活习惯、防病与治病等诸多方面，都有自己的特色与经验总结，也就形成了差异。所以我们的中医学是包含中华各民族医疗实践的结晶，各民族都有自己的医学特点与优势，所以要互相学习借鉴。

汇通伤科是以结合外来医学为主的伤科流派，分为两种，一种是近代之前汉族医学与非汉族医学的汇通，另一种是近代以后西方医学与中医学的汇通。中西医结合是中国医学的独特所在，它是中国本土医学与外来医学的融合，所以从汇通到结合、融合，要发展，只有创新才是根本。

流派伤科多是以个人或家族传承为主，在中医骨伤学术思想、学术观点上有自成系统的主张和理论。先贤通过总结和传承将自创的中医骨伤学术流派延续。中医骨伤学术流派从形成到兴起到衰落，而再次扬帆起航是历史自然发展的规律，这也是因为党和国家重视中医，扶持政策推动有力，百花齐放、百家争鸣，从而促进了中医药事业的发展。

导引是人体运动锻炼及意念活动锻炼的古称，是中医骨伤治疗疾病的四大手段（手法、固定、药物、功能锻炼）之一。随着时代的发展，功能康复越来越受到患者和医家的重视，现在各大医院都建立了康复科，极大地推动了活动锻炼的细化，丰富了内涵，更重要的是理念上的更新——走防治结合才是方向。

随着时代的不断变迁，中医骨伤学术流派在学术的传承与发展中发生着巨大改变。特别是近几十年来，现代科学技术与现代医学不断发展，传统中医药的传承与发展面临着巨大的挑战和压力。中医骨伤学术流派也紧跟时代发展，一时间骨伤学术流派林立，各自形成了独特的诊疗手段和工具以及特效方药，并形成了独树一帜的学术流派思想。这些流派多能紧跟时代步伐，与院校相结合，优势互补，重视科研，改进传统的师徒传承模式，重视对传人临床技能和科研能力的培养，已实现了更加巨大的发展，为中医骨伤的传承做出了巨大的贡献。

现代中医骨伤理论日益完善，治疗手段丰富多彩。理论特色是整体观、辨证施治，一方面重视气血学说、经络学说、肾主骨等传统理念的应用；另一方面将现代科学及医学的新知识与之融合，创新地进行了发展，在治疗上强调内外兼治，在手段上充分地应用现代治疗方法的一切措施，为我所用，传统与现代的完美结合在各流派的特色中都有不同的体现。

上海石氏伤科流派起源于江苏无锡，其治伤理念为气血并重，以气为主；慢性损伤治疗宜固摄脾胃之气，调节肝肾，并顾及兼邪，如风、寒、痰、湿；同时强调治伤识人，调摄全身。在理伤手法上，上海石氏伤科创立了“拔伸捺正、拽搦端提、按揉摇抖”理伤十二字法，在治疗时更善于针药并用，配合手法治疗，疗效显著。

福建南少林骨伤流派起源于福建南少林寺，是医武结合的完美体现。“拳起于易，理成于医。”这句话高度概括了武术理论与医学之间的紧密关系，强调了天人合一、阴阳辨证、形神相关、藏象相关等观念，体现了中医的传统理论。其武医结合，能识别病经宿瘀，从伤后传变与宿瘀病灶入手诊治疾病，以“通督强脊、扶固阳气”为武医结合的理论基础。

四川何氏骨科流派起源于蒙古族传统骨伤科，其流派重视有形之“血”，更重视无形之“气”，最为特色的是其外治法，主张“外治为主，内治为辅”，临床使用的外用散剂多达十余种，并以辨病、辨证、辨部位相结合使用。何氏骨科流派将骨伤科分为骨伤、骨病、先天性骨疾病三大类，治疗上认为骨伤应以手法为先，骨病应以药物治疗为主，提出了“治骨先治肉”的理论，认为骨伤疾病的治疗既要重视整体，更要重视局部，也要重视手法与夹缚固定。

甘肃陇中正骨学术流派是平乐郭氏正骨流派第五代传人郭均甫先生所创立的。陇中正骨学术流派善于治伤接骨，提出了“整体辨证、筋骨并重、内外兼治、动静互补、精准微创”的治疗原则，将外固定的特点概括为“效”“便”“短”三字，并提出了临床治疗患者的三阶梯疗法，即“保守—微创—手术”。

湖北襄阳何氏正骨学术流派是在继承和发扬中医药学遗产，吸收和结合现代医学的基础上形成的，具有明显地域特点的中医骨伤学术流派。何氏正骨诊病以“四诊、八纲”为基础，重视辨证施治，并总结出许多常用验方，如“祛腐生肌散”“收敛生肌散”和“生肌育红膏”等；有自己独特的正骨手法，如复位技术及固定方法，提倡药物治疗要内外兼治。

吉林天池伤科流派为东北地区骨伤科的代表流派，学术思想主要是以“肾主骨”为理论来指导临床，二步十法治疗腰椎间盘突出症为天池流派代表手法。该流派重视气血学说，并在治疗急性腰扭伤、颈椎病、骨性关节炎、股骨头无菌性坏死、骨质疏松症等方面有独特的经验。

洛阳平乐正骨流派起源于河南洛阳平乐村郭氏，强调整体平衡，包括“筋－骨”平衡、“内－外”平衡、“动－静”平衡、“气－血”平衡四个方面；重视人体内外形体、五脏六腑、气血津液、四肢百骸等不同层次的功能联系。

清宫正骨流派源于清代上驷院，是以正骨手法见长的技术流派。其流派强调“以痛为腧、手摸心会”的检查法则；提倡“病证互参、以血为先”的辨证思想；主张“骨正筋柔、轻巧柔和”的手法原则。

华山正骨学术流派起源于东北三省的龙头辽宁，也是以正骨见长的流派。其流派重视气血学说，内治重辨证治疗，外治以正骨八法为基础，辅以拔伸牵引等手法，独创以“得力”即功能复位的思想。华山正骨学术流派认为摸法是贯穿整个治疗过程的手法，而骨折中常用并起到实质性作用的是接、端、提三法，推拿、按摩是骨折善后以及软组织损伤的治疗方法。

重庆燕青门正骨流派为燕青门独家武医所创，源于北宋年间民间绝艺燕青拳。其流派主张中西医结合、以中医为主的整体观念的思想，并将现代医疗定量定性的可检测参数融入辨证之中，形成了以“整体观、辨证观”为指导思想，以“四诊合参”为手段，强调“以气为主，以血为先，调理气血为根本”“健脾胃、补肝肾、筋骨并重”的中医骨伤诊疗风格和学术见解。燕青门正骨疗法九法和燕青门治疗软伤九法成为重庆中医骨科绝技之一。

新疆的中医骨伤专业因历史的原因发展较晚，但随着国家西部大开发的战略实施及振兴中医药事业的相关政策不断落地，新疆的中医事业也得到了蓬勃发展。新疆西域骨伤流派已显雏形，它传承于河南洛阳平乐郭氏正骨学术流派，由我院名老中医王继先主任医师将其精华带回新疆，在新疆扎根发展的近60年时光里，与当地的维吾尔医学及哈萨克医学相融合，逐步形成了具有独特地域特色诊疗方法的骨伤学术流派。

我们编写此书是在前人工作的基础上，继续学习各流派的经验并加以总结，其目的是推动流派的发展及带动我们新疆流派的建立，并明确我们前进的方向。

因学识有限，虽开篇踌躇满志，但最后落笔时总感有些力不从心，但我们所开展的工作是积极的，对中医骨伤科事业的发展若能起到添砖加瓦的作用，我们就心满意足了。

吕发明

2022年3月25日